Marc Werner, Andreas Michalsen, Karen Schmidt
Bluthochdruck

Was tun bei ...

# Bluthochdruck

Mind-Body-Medizin und Naturheilkunde

Marc Werner
Andreas Michalsen
Karen Schmidt

KVC | VERLAG

KVC Verlag | NATUR UND MEDIZIN e. V.
Am Deimelsberg 36, 45276 Essen
Tel.: (0201) 56305 70, Fax: (0201) 56305 60
www.kvc-verlag.de

**Werner, Marc; Michalsen, Andreas; Schmidt, Karen**
Bluthochdruck – Mind-Body-Medizin und Naturheilkunde

**Wichtiger Hinweis**: Jede Dosierung oder Applikation erfolgt auf eigene Gefahr des Benutzers. Geschützte Warennamen (Warenzeichen) werden nicht besonders kenntlich gemacht.

ISBN 978-3-96562-004-9


klimaneutral
natureOffice.com | DE-574-889751
gedruckt

Umschlaggestaltung: eye-d Designbüro, Essen
Druck: Union Betriebs-GmbH, Rheinbach

# Inhalt

## Lebensstilveränderung

## Tipp aus der Wissenschaft – Der naturheilkundliche Aderlass



## Kneippsche Verfahren

# Einleitung

Rund vier Millionen Menschen mit Bluthochdruck nehmen in Deutschland regelmäßig Medikamente ein. Diese Medikamente sind lebensrettend, können jedoch zahlreiche Nebenwirkungen haben. Daher möchten viele Patienten wissen, ob es Alternativen und ergänzende Behandlungsmöglichkeiten gibt.

Bluthochdruck bereitet in der Regel keine Beschwerden, und die Diagnose wird häufig zufällig gestellt – oder erst, wenn bereits Folgeschäden aufgetreten sind. Da Patienten oft keine Symptome spüren, sind sie mitunter schwer zu motivieren, an der Therapie mitzuarbeiten. Aber nur so können Komplikationen verhindert werden: Gerade bei Bluthochdruck ist es entscheidend für eine optimale Therapie, dass Sie selber aktiv werden. Was können Sie also tun?

Die gute Nachricht zuerst: Bei milden Bluthochdruckformen kann oft eine Lebensstilveränderung kombiniert mit geeigneten Naturheilverfahren ausreichen, um den Blutdruck dauerhaft zu normalisieren. Auch die Schulmedizin nennt in den Leitlinien bei allen Formen des Bluthochdrucks als erstes die Veränderung des Verhaltens.

Wenn natürliche Methoden alleine nicht ausreichen, dann sind sie eine gute Unterstützung der erforderlichen medikamentösen Therapie. Bei allen Formen des Bluthochdrucks können Sie folglich wichtige Teile der Behandlung selbst in die Hand nehmen.

Die so genannte Mind-Body-Medizin ist eine wichtige Basistherapie bei chronischen Erkrankungen. Ihre Methoden und Techniken, die körperliche, seelische und soziale Aspekte berücksichtigen, fördern die Selbstheilung des Körpers und unterstützen Sie bei der Veränderung des Lebensstils, also des Verhaltens. Sie brauchen allerdings etwas Geduld. Denn das Ziel kann man nicht in ein paar Tagen erreichen; es muss Schritt für Schritt angegangen werden.

Unterstützend zur Veränderung des Lebensstils bietet die Komplementärmedizin ein reiches Therapieangebot zur Senkung des Bluthochdrucks. Manche Therapien sind wissenschaftlich gut belegt, andere haben sich in der Praxis bewährt. Außer der Wirksamkeit müssen bei der Behandlung Nebenwirkungen und Kosten bedacht werden.

Wir stellen Ihnen in diesem Ratgeber verschiedene naturheilkundliche Therapien für die Behandlung eines Bluthochdrucks vor. Viele Patienten benötigen eine Kombination mehrerer Verfahren. Es gilt also: ausprobieren und herausfinden, was Ihnen guttut.

Eine gesunde Lebensweise kann durchaus Spaß machen – zum Beispiel das Kneippsche Tautreten an einem Sommermorgen oder der Saunagang an kalten Wintertagen. Je konsequenter Sie die Therapie umsetzen, desto bessere Erfolge werden Sie erzielen. Bei manchen Verfahren werden Sie die Hilfe eines erfahrenen Therapeuten brauchen.

> In jedem Fall sollten Sie Ihren Hausarzt oder Kardiologen über die Maßnahmen, die Sie selbständig durchführen, informieren. Er kann Sie begleiten und Fortschritte überprüfen.

# Bluthochdruck – Die arterielle Hypertonie

## Definitionen

### Herzschlag und Blutdruck

Das Herz ist etwa so groß wie eine Faust und arbeitet als Doppelpumpe. Die rechte Hälfte saugt über das Venensystem sauerstoffarmes Blut aus dem Körper und pumpt es in die Lunge. Dort wird es mit Sauerstoff angereichert und fließt dann zurück in die linke Herzhälfte. Anschließend wird es in die übrigen Körperbereiche ausgeworfen (siehe Abbildung „Blutkreislauf").
Im Körper eines Erwachsenen kreisen etwa fünf Liter Blut, über das jede Körperzelle mit lebensnotwendigen Nährstoffen und Sauerstoff versorgt wird.
Mit jedem Herzschlag zieht sich das Herz zusammen und pumpt Blut in die Gefäße. Es schlägt etwa 60–90 Mal pro Minute. Pro Tag bedeutet das etwa 100 000 Schläge und 6000–8000 Liter Blutfluss durch die Gefäße.

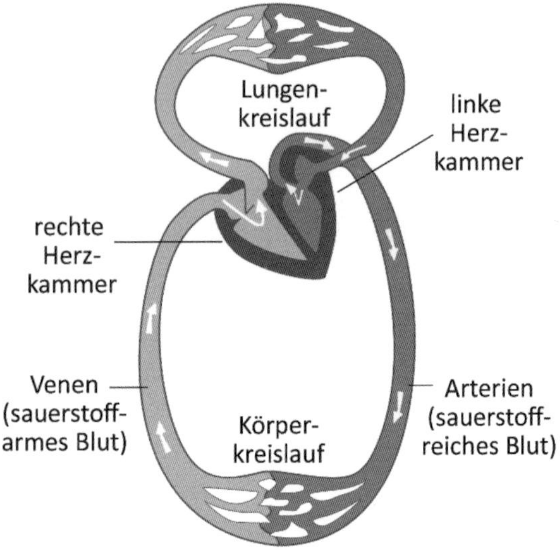


*Blutkreislauf*

Der Blutdruck entsteht beim Herzschlag durch den Druck, mit dem das Blut durch die Blutgefäße transportiert wird und dem Widerstand in den Blutgefäßen. Der Widerstand (und damit der Blutdruck) ist abhängig von Spannung und Elastizität der Gefäße und von der Menge des Blutes, die von der linken Herzkammer ausgeworfen wird. Der Blutdruck ist im Tagesverlauf Schwankungen ausgesetzt, die völlig normal sind. So ist er z. B. bei Anstrengung und Aufregung deutlich erhöht, in der Nacht typischerweise niedriger.

## Systolischer und diastolischer Wert

Wenn sich das Herz zusammenzieht und das Blut in die Adern gepumpt wird, entsteht ein messbarer Druck auf die Blutgefäße. Dieser maximale Blutdruckwert wird als **systolisch** bezeichnet. Er ist der erstgenannte, höhere Wert bei der Blutdruckmessung.
Als **diastolisch** bezeichnet man den zweiten und niedrigeren Wert bei der Messung des Blutdrucks. Dieser minimale Druck lässt sich dann messen, wenn gerade kein Blut aus dem Herzen ausgeworfen wird und dieses sich wieder mit Blut füllt. Der Blutdruck ist zwar niedriger als der systolische, durch die elastischen Arterien wird aber auch in dieser Zeit ein Druck aufgebaut.
Die Messeinheit für die Blutdruckwerte ist mmHg – Millimeter auf der Quecksilbersäule.

## Bluthochdruck

Mediziner haben sich darauf geeinigt, von Bluthochdruck zu sprechen, wenn der systolische Wert über 140 mmHg und/ oder der diastolische Werte über 90 mmHg liegt. Werte darunter werden eingestuft in optimal, normal und hochnormal. Darüber liegende Werte unterteilt man in Hypertonie Grad 1 (leicht), Grad 2 (mittelschwer) und Grad 3 (schwer).

| **Definition und Klassifikation der Blutdruckstufen (in mmHg)** | | | |
|---|---|---|---|
| **Kategorie** | **Systolisch** | | **Diastolisch** |
| Optimal | < 120 | und | < 80 |
| Normal | 120–129 | und/ oder | 80–84 |
| Hochnormal | 130–139 | und/ oder | 85–89 |
| Hypertonie Grad 1 | 140–159 | und/ oder | 90–99 |
| Hypertonie Grad 2 | 160–179 | und/ oder | 100–109 |
| Hypertonie Grad 3 | ≥ 180 | und/ oder | ≥ 110 |

(Quelle: Leitlinien für das Management der arteriellen Hypertonie 2013. www.hochdruckliga.de)

**Die SPRINT-Studie**

Ende 2015 wurden die Ergebnisse der amerikanischen SPRINT-Studie veröffentlicht, die eine intensive Diskussion um die Blutdruckwerte angestoßen haben. Bei dieser Untersuchung fand man heraus, dass ein Zieldruck von 120/80 mmHg (statt bisher 140/90 mmHg) gerade bei Patienten mit hohem Risiko für Herz-Kreislauferkrankungen zu weniger Komplikationen führte, also potenziell lebensrettend ist.

Diese Studienergebnisse werden mit Blick auf die Übertragbarkeit in den Praxisalltag kontrovers diskutiert: (1) Die Studie berücksichtigte Patienten mit Diabetes oder Schlaganfall in der Vorgeschichte nicht. (2) Es wurde eine spezielle Art der Messung mit einem automatischen System verwendet (d. h. unbeaufsichtigt und mit niedrigeren Ergebnissen, da ohne „Weißkitteleffekt“). (3) Es traten zum Teil schwere Nebenwirkungen der medikamentösen Blutdrucksendung auf (Ohnmachtsanfälle, zu niedriger Blutdruck, Störungen des Salz- bzw. Elektrolythaushalts, Verschlechterung der Nierenwerte).

Die Empfehlung lautet in Deutschland derzeit: Je jünger und gesünder ein Hochdruckpatient ist, desto näher sollte er an 120 mmHg (systolisch) herangeführt werden. Enge Kontrollen sind notwendig.

Bei älteren Patienten, die gleichzeitig an einer Verengung der Herzkranzgefäße leiden, ist eine so starke Senkung mitunter kontraproduktiv.

Der Kardiologe muss im Einzelfall abwägen und individuell entscheiden, wie er vorgeht!

# Ursachen und Folgeschäden

## Essentielle Hypertonie

In den meisten Fällen findet man keine eindeutige Ursache für den Bluthochdruck. Mediziner sprechen hier von einer essentiellen Hypertonie.

Bluthochdruck wird generell begünstigt durch Alter (ab 55 Jahren steigt das Risiko an), Geschlecht (Männer sind häufiger betroffen als Frauen), Übergewicht, Diabetes und Lebensstilfaktoren wie z. B. Bewegungsmangel, Rauchen, übermäßiger Alkoholgenuss und einseitige Ernährung. Hinzu kommt ein familiäres Risiko.

Alter und Geschlecht sowie eine erbliche Belastung sind nicht veränderbare Risikofaktoren. Faktoren des Lebensstils dagegen – Rauchen, Übergewicht, Inaktivität – sind veränderbar und bieten gute Möglichkeiten, selber relevant sein Risiko zu verbessern.

In einigen (seltenen und schwereren) Fällen kann es sinnvoll sein, nach einer Ursache von Bluthochdruck zu suchen. Ihr Hausarzt kann Sie hier beraten.

## Organschäden

Wird die arterielle Hypertonie nicht behandelt, kann sie in eine Art Teufelskreis münden. Der hohe Druck auf die Gefäßwände führt dazu, dass diese verschleißen und empfänglich für Ablagerungen (z. B. Blutfette) werden. Wenn sich die Gefäßwände (durch Ablagerungen) verdicken und zusätzlich ihre Elastizität nachlässt, braucht das Blut wiederum mehr Druck, um durch die Blutgefäße transportiert zu werden. Das Herz muss mit voller Kraft pumpen und wird dauerhaft mehr belastet. In der Folge kommt es zu einer Verdickung des Herzmuskels, zu Herzschwäche, Verengung der Herzkranzgefäße bis hin zum Herzinfarkt.

Bluthochdruck schädigt zahlreiche Organsysteme (so genannte Endorganschäden). Alle Organe im Körper werden vom Blut mit Energie versorgt. Daher können Veränderungen von Blutgefäßen aufgrund des erhöhten Druckes prinzipiell überall Probleme erzeugen. Zu den schwerwiegenden Folgen zählen Schlaganfall und Herzinfarkt. Aber auch eine periphere Verschlusskrankheit der Arme oder Beine, Nierenschäden und Augenerkrankungen sind möglich.

# Die Blutdruckmessung

## Häusliche Kontrollen

Wenn Sie unter Bluthochdruck leiden, sollte der Blutdruck regelmäßig in der Arztpraxis gemessen werden. Zusätzlich ist die regelmäßige häusliche Kontrolle sinnvoll. Damit Sie aussagekräftige Werte erhalten, gibt es einiges zu beachten:

– Verwenden Sie ein Gerät mit einem etablierten Prüfsigel, z. B. AAMI, BHS, International Validation Protocol, Prüfsigel der Hochdruckliga. Fragen Sie den Arzt oder Apotheker.
– Messen Sie morgens vor der Einnahme der Medikamente.
– Messen Sie im Sitzen und halten Sie vorher etwa drei Minuten Ruhe.
– Messen Sie zunächst den Blutdruck an beiden Armen und danach immer an dem Arm mit dem höheren Wert.
– Die Messmanschette sollte sich auf Höhe des Herzens befinden. Wenn Sie mit einem Gerät am Handgelenk messen, sollten Sie den Arm entsprechend hoch lagern.
– Messen Sie zweimal im Abstand von 2–3 Minuten, denn unter Umständen sind Sie vor der ersten Messung aufgeregt.

## Häufige Fehlerquellen

Ein häufiges Problem ist die falsche Manschettengröße. Lassen Sie sich vom Arzt oder Apotheker beraten! Insbesondere Menschen, die starkes Über- oder Untergewicht haben, benötigen möglicherweise eine andere Manschettengröße.
Aber es gibt noch mehr zu beachten. Die nachfolgende Tabelle gibt Ihnen eine Übersicht, wo die größten Fehlerteufel liegen und wieviel Unterschied das falsche Messen ausmachen kann:

| **Fehler** | **Abweichung systolisch** |
|---|---|
| Falsche Armposition | Bis zu +/- 8 mmHg für je 10 cm Abweichung von der Herzhöhe |
| Sprechen während der Messung | Bis zu + 17 mmHg |
| Kalte Umgebung | + 11 mmHg |
| Rauchen 30 Minuten oder weniger vor der Messung | Bis zu + 10 mmHg |
| Kaffeetrinken 2 Stunden oder weniger vor der Messung | Bis zu + 10 mm Hg |

## Arzneitherapie

Oberstes Ziel jeder Therapie ist die dauerhafte Blutdrucksendung. In der konventionellen Medizin stehen dafür mehrere Arzneimittelklassen zur Verfügung. Sie alle senken den Blutdruck auf unterschiedliche Art und Weise.
Die Behandlung beginnt meist vorsichtig mit einem einzelnen Medikament. Lässt sich der Blutdruck dadurch nicht ausreichend senken, werden mehrere Medikamente mit unterschiedlicher Wirkweise kombiniert. Da man durch die Blutdrucksenkung Folgeschäden verhindern möchte, die sich oft erst nach Jahren oder Jahrzehnten zeigen, sollen die Arzneien dauerhaft und regelmäßig eingenommen werden.

## Wann müssen Medikamente sein?

Die Entscheidung, ab wann man Medikamente nehmen sollte, ist nicht für alle Bluthochdruckpatienten gleich. Es bedarf einer differenzierten Betrachtung vor dem Hintergrund der Risiken, die das Herz und das Gefäßsystem betreffen;

Mediziner sprechen hier vom „kardiovaskulären Gesamtrisiko" eines Menschen.
Für die Einleitung der Therapie sind das kardiovaskuläre Risiko und der Grad der Blutdruckerhöhung bedeutsam. Patienten mit leicht oder mäßig erhöhtem Risiko sollten über Wochen bis Monate beobachtet werden und eine nicht medikamentöse Therapie erhalten. Für Patienten dieser Gruppe sind die naturheilkundlichen und komplementärmedizinischen Therapien besonders geeignet, den Bluthochdruck auf natürliche Weise wieder zu senken.
Wenn nach dieser Beobachtungszeit systolische Blutdruckwerte bei 140 mmHg und höher oder diastolische Blutdruckwerte bei 90 mmHg und höher verharren, sollte eine medikamentöse Therapie begonnen werden.
Bei Patienten mit einem Schweregrad von 3 (180 mmHg und höher) sollte die Diagnose innerhalb weniger Tage bestätigt und dann rasch eine medikamentöse Behandlung eingeleitet werden. Wann eine Therapie bei Ihnen persönlich zu empfehlen ist, entscheidet letztlich natürlich der Hausarzt oder Kardiologe.

## Was die Leitlinien empfehlen

Wenn Sie wegen Ihres Bluthochdrucks in ärztlicher Behandlung sind, dann hat Ihnen Ihr Arzt sicher schon die Behandlung nach dem aktuellen Stand des medizinischen Wissens (so genannte Leitlinien) empfohlen. Hierzu gehören regelmäßige körperliche Bewegung, Gewichtsreduktion, Nikotinabstinenz, wenig Alkohol, gesunde Ernährung und ein eingeschränkter Salzkonsum. Diese Maßnahmen bilden auch in der konventionellen Medizin die Grundlage einer blutdrucksenkenden Therapie. Der positive Effekt ist wissenschaftlich in sehr großen Studien nachhaltig belegt.

Das Mittel erster Wahl sollte also sein, selbst aktiv zu werden. Medikamente setzt man ein, wenn diese Änderungen der Lebensweise nicht ausreichend sind, oder wenn Patienten die Ratschläge nicht umsetzen (können).

## Kleine Arzneimittelkunde

Bei der medikamentösen Therapie werden verschiedene Wirkstoffgruppen empfohlen:

- **ACE-Hemmer** und **AT1-Antagonisten** wirken im Bereich des Angiotensinstoffwechsels. Angiotensin ist ein Botenstoff, der die Blutgefäße verengt.
- **Kalziumantagonisten** erweitern die Gefäße und schützen die Niere.
- **Betablocker** hemmen die Wirkung von Stresshormonen (z. B. Adrenalin) auf das Herz und die Gefäße. Die Folge: Blutdruck, Puls und Herzkraft sinken.
- **Diuretika** sind Entwässerungsmittel. Sie entlasten Blutgefäße und Herz durch eine vermehrte Ausscheidung von Wasser und Salz.

Es gibt noch zahlreiche weitere Substanzklassen, die oft im Rahmen einer komplexen Arzneimitteltherapie angewendet werden.
Welche Wirkstoffgruppe der Arzt wählt, hängt z. B. davon ab, welche Medikamente ein Patient darüber hinaus einnimmt und welche zusätzlichen Erkrankungen vorhanden sind. Es können auch zwei oder mehrere Wirkstoffe kombiniert werden.
Die dauerhafte Einnahme von Medikamenten ist ein einschneidender Eingriff in die natürlichen

Körpervorgänge – darüber sollte man sich bewusst sein. Besprechen Sie sich mit Ihrem Arzt, analysieren Sie gemeinsam Ihre Situation, um nicht vorschnell zu handeln, wenn Sie auch auf natürlichem Wege Fortschritte machen können. Umgehen kann man die Medikamenteneinnahme aber nicht immer.

## Häufige Nebenwirkungen der medikamentösen Therapie

Viele blutdrucksenkende Mittel erzeugen zu Beginn der Einnahme Nebenwirkungen, beispielsweise Müdigkeit oder Leistungsabfall. Gerade die Müdigkeit ist typisch, jedoch meist nur vorübergehend.

Am besten sprechen Sie vor Therapiebeginn mit dem Hausarzt oder Kardiologen und achten gut auf die Signale Ihres Körpers.

Patienten, die ACE-Hemmer einnehmen, leiden häufiger an Husten als Patienten, die ein Präparat einer anderen Arzneimittelgruppe nehmen. Im Gegensatz dazu leiden Patienten, die Diuretika nehmen, häufiger an Elektrolytstörungen (Veränderung der Blutsalze).

Medikamente stellen einen wichtigen Pfeiler der Therapie dar. Je weniger Medikamente Sie jedoch benötigen, desto geringer ist das Risiko, Nebenwirkungen zu erfahren. In Absprache mit Ihrem Arzt können Sie gegebenenfalls prüfen, ob ein Wechsel zu einem anderen Medikament angezeigt ist, falls Sie das eingesetzte Präparat nicht vertragen.
Die häufigsten Nebenwirkungen und Beschwerden haben wir für Sie in der folgenden Tabelle zusammengefasst:

| **ACE-Hemmer** | |
|---|---|
| Atemwege | Reizhusten, erschwertes Atmen |
| Haut | Allergische Hautreaktionen, Juckreiz, Ekzem |
| Herz-Kreislauf | Schwindel, beschleunigter Puls |
| Magen-Darm | Übelkeit, Erbrechen, Durchfall, Verstopfung, Bauchschmerzen |
| Psyche | Schlafstörungen |
| Nervensystem | Geschmacksveränderungen |

| **AT1-Antagonisten** | |
|---|---|
| Herz-Kreislauf | Schwindel |
| Haut | Schwellungen |

| **Kalziumantagonisten** | |
|---|---|
| Haut | Allergische Hautreaktionen, Flush (plötzliches Erröten der Haut im Gesichts-Nackenbereich), Ödeme |
| Herz-Kreislauf | Bewusstseinsverluste |
| Magen-Darm | Übelkeit, Erbrechen |
| Nervensystem | Kopfschmerzen, Müdigkeit |

| **Betablocker** | |
|---|---|
| Atemwege | Verengung der Bronchien |
| Herz-Kreislauf | Durchblutungsstörungen |
| Magen-Darm | Übelkeit, Erbrechen, Durchfall, Verstopfung |
| Psyche | Schlafstörungen |
| Nervensystem | Müdigkeit |

| **Diuretika** | |
|---|---|
| Stoffwechsel | Störungen im Flüssigkeits- und Elektrolythaushalt, Mundtrockenheit |
| Magen-Darm | Appetitlosigkeit |

**Achtung!** Arbeiten Sie mit Ihrem Arzt Hand in Hand. Therapieren Sie sich keinesfalls auf eigene Faust.

# Lebensstilveränderung

*Nicht die Umstände bestimmen*
*des Menschen Glück, sondern seine Fähigkeit*
*zur Bewältigung der Umstände.*
(Aaron Antonovsky)

## Gesundes Verhalten im Alltag

Natürlich wissen die meisten von uns, dass Bewegung, ausgewogene Ernährung, ja, überhaupt eine gesunde Lebensweise wichtig sind. Ein gesunder Lebensstil kann vor chronischen Krankheiten schützen.

Es liegt an uns, dieses Potenzial zu nutzen. Eigentlich ist das doch eine sehr gute Nachricht: Wir sind unserem Schicksal nicht hilflos ausgeliefert, sondern haben die Möglichkeit einzugreifen und etwas Gutes für uns zu tun. Unsere Möglichkeiten reichen sehr weit, wie die Forschung im Gebiet der **Epigenetik** zeigt: Durch unser langfristiges Verhalten wird die Aktivität von unseren Genen verändert.

Ein gesunder Lebensstil kann natürlich nicht alle Krankheiten verhindern oder gar heilen; und er macht auch den Arzt nicht überflüssig. Aber

manchmal rufen schon kleine Änderungen eine große Wirkung hervor.
Die bekannte Formel heißt: Ernährung, Bewegung und Entspannung. Außerdem natürlich: weniger Alkohol und Abschied von der Zigarette.

## Mind-Body-Medizin

Mind-Body-Medizin ist ein medizinisches Konzept, das von einem untrennbaren Zusammenhang zwischen Geist, Seele und Körper ausgeht. Ihr Ziel ist die Stärkung der gesundheitsfördernden Potenziale, die in jedem Menschen von Natur aus vorhandenen sind.
Die Mind-Body-Medizin versteht sich als Ergänzung zur konventionellen Medizin und somit als Bestandteil einer **integrativen Medizin**. Naturheilverfahren, Bewegungs- und Ernährungstherapie sowie Ordnungstherapie werden mit konventionellen Methoden in einem ganzheitlichen Konzept vereint.
Die Therapien der Mind-Body-Medizin zielen darauf ab, stressreduzierende Verfahren in den Alltag zu integrieren und eine neue Lebensordnung herzustellen. Denn eine Umstrukturierung

hin zu einem gesundheitsorientierten Lebensstil mobilisiert auch Selbstheilungskräfte, die zuvor verborgen waren.
Allgemein kann man sagen, dass ein gesunder Lebensstil durch gesundheitsförderliches Alltagsverhalten entsteht. Die Säulen der Gesundheit sind alltägliche und vertraute Handlungen: bewegen, essen oder atmen.

## Achtsamkeit

Versuchen Sie doch einmal, die alltäglichen Erledigungen bewusst gesundheitsförderlich zu gestalten: Nehmen Sie z. B. die Treppe anstatt des Aufzugs, streichen Sie einen vegetarischen Aufstrich statt Wurst auf das Brot, lesen Sie ein gutes Buch oder lassen einfach mal die Gedanken schweifen statt fernzusehen.
Der Schlüssel zu einem gesunden Lebensstil ist Achtsamkeit im Alltag – nehmen Sie sich und die Pflege Ihrer Gesundheit wichtig! Natürlich ist die Aufgabe liebgewonnener Gewohnheiten oder die Aufnahme neuer Verhaltensweisen in den Alltag nicht immer einfach. Mit Entschlossenheit, Geduld und Schritt für Schritt sollte es Ihnen gelingen.

Soziale Unterstützung im privaten wie im beruflichen Umfeld ist wichtig für eine erfolgreiche Genesung: Suchen Sie sich also Partner für Ihre Lebensstilveränderung. Besuchen Sie einen Kochkurs für vegetarische Ernährung, schließen Sie sich einer Laufgruppe an oder lernen Sie Autogenes Training in der Volkshochschule.
Bei der Gestaltung Ihres Alltags sollten Sie darauf achten, dass sich immer wieder Phasen der nach außen orientierten Aktivität (Spannung) und des nach innen gerichteten Spürens (Entspannung) abwechseln. Nur so können Sie die Bedürfnisse Ihres Körpers wahrnehmen.

## Achtung: Nikotinabstinenz!

Rauchen und Bluthochdruck zusammen können tödlich enden. Denn Rauchen führt zu Arteriosklerose und zu Koronarer Herzkrankheit (KHK), eine krankhafte Verengung der Herzkranzgefäße. Beide Krankheiten entstehen auch als Folge von hohem Blutdruck. Wenn Sie an Bluthochdruck leiden und gleichzeitig rauchen, steigt Ihr persönliches Risiko, eine Herzerkrankung zu entwickeln und einen Herzinfarkt zu erleiden, dramatisch an. Dies sollte Grund genug sein, das

Rauchen stark einzuschränken – oder am besten ganz die Finger davon zu lassen.
Aus zahlreichen Untersuchungen weiß man mittlerweile, dass das Risiko für einen Herzinfarkt oder einen Schlaganfall um etwa die Hälfte sinkt, wenn man aufhört zu rauchen, sich regelmäßig bewegt und auf eine gesunde Ernährung achtet.

Annette Kerckhoff, Andreas Michalsen: *Raucherentwöhnung*. KVC Verlag 2015.

## Schritte für eine effektive Verhaltensänderung

Zur Änderung Ihres Alltagsverhaltens hin zu einem gesünderen Lebensstil können zusammenfassend folgende Empfehlungen nützlich sein:
- Machen Sie die Verhaltensänderung zu Ihrem Projekt!
- Beginnen Sie mit zwei Listen:
  Liste 1: Schreiben Sie alles auf, was sie ändern wollen, welche Dinge Sie tun wollen.
  Liste 2: Schreiben Sie auf, womit Sie beginnen wollen.

- Setzen Sie sich realistische Ziele – nicht zu viel auf einmal!
- Machen Sie sich einen Wochenplan.
- Erst wenn Sie die ersten kleinen Schritte erfolgreich umgesetzt haben, nehmen Sie sich den nächsten Punkt auf der Liste 1 vor.
- Suchen Sie sich Verbündete, die mit Ihnen gemeinsam gesünder leben wollen.
- Überlegen Sie vorab, was Sie an einer Lebensstilveränderung hindern könnte und besprechen Sie diese Barrieren mit dem Arzt oder mit Ihren Verbündeten.
- Bleiben Sie zuversichtlich, wenn Sie einen Rückfall ins alte Verhalten erleiden. Nehmen Sie ihn als Pause, bevor Sie mit dem neuen Lebensstil weitermachen.
- Aus der Raucherentwöhnung wissen wir: Je häufiger man versucht, eine Änderung zu erzielen, desto größer ist die Wahrscheinlichkeit, dass es klappt.

Die folgende Übersicht zeigt Ihnen die wichtigsten Maßnahmen für einen Lebensstil, der herzgesund ist und den Blutdruck in Schach hält:

- Körpergewicht reduzieren: Empfohlen wird ein BMI von 25 $kg/m^2$ und ein Taillenumfang von weniger als 102 cm bei Männern und weniger als 88 cm bei Frauen.

- Gute Öle mit Omega-3-Fettsäuren einnehmen: 6 g pro Tag
- Vegetarische Kost: dauernd, mit max. 1 Mal pro Woche Fleischkonsum (und dann weißes Biofleisch)
- Kochsalzreduktion: 5–6 g oder weniger pro Tag. Pragmatisch ist es, beim Essen auf Fertiggerichte zu verzichten und nicht nachzusalzen.
- Alkoholbeschränkung: unter 20–30 g (ca. 0,3 Liter Wein) pro Tag für Männer und 10–20 g (ca. 0,2 Liter Wein) pro Tag für Frauen
- Regelmäßige Bewegung: am besten 30 Minuten an 5–7 Tagen. Die Minuten dürfen auch über den Tag verteilt werden!
- Entspannung: Legen Sie immer wieder kurze Entspannungsphasen ein.

Auf den folgenden Seiten gehen wir näher darauf ein.

# Ernährung

## Essen und genießen

In der Lebensstilmedizin ist die Ernährung eine der wichtigsten Maßnahmen für eine erfolgreiche Bluthochdrucktherapie.
Nahrungsaufnahme bedeutet nicht nur abbeißen, kauen und hinunterschlucken. Beim Essen sind fast alle Sinne beteiligt: Wir sehen, riechen, fühlen und schmecken unsere Nahrung. Nahrungsaufnahme hat immer etwas mit Genuss zu tun.
Unser Körper wird aus dem geformt, was wir essen und trinken. Letztlich besteht jeder Teil unseres Körpers aus Nahrung, die wir irgendwann zu uns genommen haben.
Jede einzelne kleine Zelle braucht ihre spezielle Nahrung, um ihre Funktionen zu erfüllen. Mit den richtigen Nährstoffen helfen Sie Ihrem Körper, gesund zu sein. Einige chronische Erkrankungen können Sie allein durch die richtige Ernährung gut beeinflussen.
Für einen gesunden Körper ist es also wichtig, was Sie essen und wie Sie essen.
Den Einfluss der täglichen Speisen auf den Blutdruck sollten weder der Arzt noch der Patient unterschätzen.

## Gewicht reduzieren

Der Blutdruck sinkt deutlich, wenn das Körpergewicht mithilfe einer dauerhaften Ernährungsumstellung schrittweise reduziert wird.
Nehmen Sie ab, aber setzen Sie sich keine zu ehrgeizigen Ziele. Wenn Sie ein Kilogramm pro Monat abnehmen, wiegen Sie nach eineinhalb Jahren fast 20 Kilogramm weniger! Bei einer zu schnellen Gewichtsreduktion durch einseitige Diäten besteht die Gefahr des bekannten Jo-Jo-Effekts. Auf Dauer nimmt man auf diese Weise immer mehr zu – und das kann die Neigung zu Bluthochdruck weiter verstärken.
Eine Gewichtsreduktion ist am einfachsten, wenn Sie eine Ernährungsumstellung mit regelmäßiger körperlicher Aktivität verbinden.
Entscheidend für den Therapieerfolg ist die Dauerhaftigkeit der Ernährungsumstellung und damit der Gewichtsabnahme.

**Körpergewicht reduzieren!**
Pro Kilo, das Teilnehmer in Bluthochdruckstudien verloren haben, senkte sich ihr systolischer Blutdruckwert um 1–2 mmHg.

Wichtige Grundregeln zur Gewichtsabnahme:

- Keine Diät halten, nicht hungern, sondern langfristig die Ernährung umstellen!
- Achtsam essen.
- Fertigprodukte vermeiden.
- Zucker, kurzkettige Kohlenhydrate (Weißmehl) und schlechte Fette (gesättigte Fettsäuren oder gehärtete Fette) vermeiden.
- Langkettige Kohlenhydrate (Vollkorn), viel Gemüse und Obst, gute Öle (s. u.) essen.

## Die Mittelmeer- oder Kretakost

Zahlreiche Untersuchungen bestätigen die positive Wirkung der schlichten, aber sehr gesunden Ernährungsweise der Bewohner des Mittelmeerraums, besonders auf der Insel Kreta. Für die gesundheitsfördernde Wirkung wird vor allem der hohe Anteil an Gemüse, Salat, Hülsenfrüchten, Obst, Olivenöl und Nüssen verantwortlich gemacht.

Mit der mediterranen Kost kann man genießen und sich gleichzeitig gesund ernähren. Die Lebensmittel der traditionellen mediterranen Kost stammen vorwiegend aus der Region und werden entsprechend der Jahreszeit zusammengestellt. Grundlage ist eine Vielfalt an pflanzlichen Lebensmitteln: frisches Gemüse, Salate und Obst. Die Südeuropäer sind wahre Weltmeister im Gemüseessen. Die Deutschen essen nicht einmal halb so viel. Dazu gibt es Pasta, Reis, Kartoffeln, Hülsenfrüchte, Nüsse und Samen. Fisch wird häufig verzehrt, während Fleisch und Eier nur selten auf den Tisch kommen. Gesäuerte Milchprodukte (z. B. Joghurt, Kefir) und Käse in kleinen Mengen zum Würzen (Parmesan, Feta) gehören regelmäßig zum Speiseplan. Zum Würzen kommen noch viel frischer Knoblauch, Zwiebeln und frische Kräuter in den Topf.

## Öle und Fette

Ein wichtiger Aspekt der Mittelmeerküche ist die günstige Zusammensetzung der Nahrungsfette. Olivenöl ist meist das einzige verwendete Fett und wird reichlich eingesetzt. Auf diese Weise nimmt man einen hohen Anteil ungesättigter Fettsäuren zu sich. Forscher haben herausgefunden, dass die Omega-3-Fettsäuren des Olivenöls für den gesunderhaltenden Effekt verantwortlich sind. Olivenöl enthält darüber hinaus

wertvolle sekundäre Pflanzenstoffe (Polyphenole), die zellschützend wirken. Auch die Ölsäure wird als Ursache der guten Wirkung diskutiert.
Zum Kochen und für Salate sollten Sie Olivenöl, Rapsöl oder Walnussöl verwenden. Besonders gut ist es, in der kalten Küche etwas Leinöl hinzuzumischen. Als Brotaufstrich sind Margarine mit reichlich Rapsöl und ab und zu ein Stück Butter geeignet.

**Erhitzen von Ölen**
Die guten Öle verändern sich zum Schlechten, wenn man sie stark erhitzt. Fruchtiges Olivenöl sollte nicht hoch erhitzt werden. Wenn Sie heißeres Öl benötigen, sollten Sie auf speziell dafür geeignetes Öl (z. B. Bratöl) zurückgreifen.

## Omega-3-Fettsäuren

Fette Fische wie Hering, Lachs, Makrele, Thunfisch, Sardinen enthalten besonders viele Omega-3-Fettsäuren. Zweimal pro Woche etwa 200 g fetter Seefisch sind ideal. Pflanzliche Lieferanten für Omega-3-Fettsäuren sind Raps-, Lein- und Walnussöl.

Die häufig verwendeten Sonnenblumen- und Maiskeimöle haben einen sehr geringen Anteil von Omega-3-Fettsäuren und sind eher als Basisöle geeignet, die man mit den oben genannten Ölen kombiniert.

Leinöl nur unerhitzt und frisch verwenden! Kaufen Sie kleine Mengen und bewahren sie immer im Kühlschrank und lichtgeschützt auf.

## Milchprodukte, Fleisch und Eier

Fettreiche Milchprodukte enthalten reichlich gesättigte Fettsäuren. Bevorzugen Sie also möglichst fettarme Erzeugnisse. Viele Käsesorten sind in unterschiedlichen Fettgehaltstufen erhältlich. Vergleichen Sie, und wählen die fettarmen Varianten mit nicht mehr als 30 % Fett i. Tr. aus (z. B. körniger Frischkäse oder Harzer Käse).
Ab und zu ein Stück mageres Fleisch kann zu einer ausgewogenen Ernährung beitragen. Rotes Fleisch (Rind, Lamm oder Schwein) sollte möglichst wenig verzehrt werden, Geflügel ist besser. Bevorzugen Sie Bioware.
Da Eier fett- und cholesterinreich sind, beschränken Sie den Verzehr am besten auf ein bis zwei Stück pro Woche. Rechnen Sie dabei auch die

verarbeiteten Eier hinzu (z. B. im Kuchen, Pfannkuchen etc.). Auch hier ist Bioware wichtig.

## Gesunde Gewürze

Verwenden Sie beim Kochen frische oder tiefgefrorene Kräuter. Gerade die mediterranen Kräuter (Majoran, Thymian, Rosmarin, Salbei) sind reich an Substanzen, die z. B. die Fettverdauung anregen.
Die sekundären Pflanzenstoffe des Knoblauchs (z. B. Schwefelstoffe) senken Blutdruck und Cholesterinspiegel. Außerdem weitet Knoblauch die Blutgefäße und fördert so die Durchblutung.

## Nüsse und Kerne

Unter den Nüssen und Kernen wird vor allem den Walnüssen und Pistazien ein blutdruck- und cholesterinsenkender Effekt zugesprochen. In einer amerikanischen Studie fanden die Forscher heraus, dass eine Ernährung, die pro Tag 85 g Pistazien enthielt, den systolischen Blutdruck signifikant senken konnte. Pistazien enthalten viele gesunde Fette, Ballaststoffe, Kalium und Magnesium.

Da Nüsse auch viele Kalorien haben, sollte man täglich höchstens eine Handvoll essen.

## Vollwert-Ernährung

Die Vollwert-Ernährung ist ein Hauptpfeiler in der Vorbeugung von Krankheiten. Gerichte aus Getreide oder Vollkornflocken machen lange satt und wirken sich günstig auf den Blutzucker- und Blutfettspiegel aus. Dies ist wichtig für Bluthochdruckpatienten, da sie häufig zusätzlich erhöhte Blutzucker- und Blutfettspiegel haben.
Die Vollwert-Ernährung propagiert möglichst naturbelassene Nahrungsmittel und verzichtet auf Konservierungsstoffe oder andere künstliche Zusatzstoffe. Ziel dieser Ernährungsform ist es, den Körper mit der Menge an Nährstoffen, Vitaminen und Spurenelementen zu versorgen, die er braucht, um gesund und leistungsfähig zu bleiben. Die Vollwerternährung ist eine vorwiegend vegetarische Ernährung mit möglichst geringen Mengen an Fleisch, Fisch, Geflügel und Ei. Hochwertige Eiweiße werden aus Hülsenfrüchten, Kartoffeln sowie geeigneten Milch- und Sojaprodukten aufgenommen.

Ein umfassend ausgearbeitetes Ernährungskonzept ist die Vollwert-Ernährung nach Koerber, Männle und Leitzmann. Die Grundsätze der Vollwert-Ernährung werden darin wie folgt definiert:
Essen Sie genussvolle und bekömmliche Speisen. Bevorzugen Sie pflanzliche Lebensmittel (überwiegend lacto-vegetabile Kost) sowie gering verarbeitete Lebensmittel und reichlich Frischkost.
Hinzu kommen ökologische und sozial nachhaltige Grundsätze. Kaufen und essen Sie:
– ökologisch erzeugte Lebensmittel,
– regionale und saisonale Erzeugnisse,
– umweltverträglich verpackte Produkte und
– fair erzeugte und gehandelte Lebensmittel.

## Vegetarische Ernährung

Eine vegetarische Ernährung senkt den Blutdruck! Es gibt Forschungsergebnisse, nach denen man durch vegetarische Ernährung fast die Hälfte der Blutdruckminderung erreicht, die sich durch medikamentöse Interventionen (etwa mit ACE-Hemmern) erzielen lässt. Das bedeutet,

dass man unter Umständen die Medikamente deutlich reduzieren kann.
In diesem Zusammenhang sind auch Ergebnisse einer schottischen Studie interessant: Vegetarier wiegen durchschnittlich weniger, haben einen niedrigeren Cholesterinspiegel und einen niedrigeren systolischen Blutdruckwert als Fleischesser.
Sehr interessant ist auch der Zusammenhang zwischen der Darmflora und Herz-Kreislauferkrankungen: Vegetarier haben eine andere Darmflora als Fleischesser. Für die negativen Auswirkungen auf die Gefäße wird u. a. L-Carnitin verdächtigt, das mit dem roten Fleisch aufgenommen wird. Im Blut wird es zu einem Stoff namens TMAO umgewandelt, der an der Entstehung von Arteriosklerose beteiligt ist. Es gibt Hinweise, dass eine vegetarische Ernährung die Darmflora so günstig beeinflusst, dass bei Vegetariern weniger L-Carnitin aufgenommen wird und damit auch weniger TMAO im Blut zu finden ist. Noch ein Grund also, weitgehend auf Fleisch zu verzichten!

## Die DASH-Diät

Es gibt eine spezielle Diät für Bluthochdruckpatienten, die ihre Wirksamkeit durch Studien belegen konnte: die DASH-Diät (Dietary Approaches to Stop Hypertension).

Die Grundregeln der DASH-Diät erinnern nicht ohne Grund an die oben beschriebene Vollwert-Ernährung: Viel Obst und Gemüse (Versorgung mit Kalium und sekundären Pflanzenstoffen), fettarme Produkte, Vollkorn und Nüsse, Geflügel und Fisch (kein rotes Fleisch), kein Zucker (Softdrinks, Süßigkeiten), wenig Salz.

Dabei kann die Auswahl des vielfältigen Obst- und Gemüseangebotes jeweils nach Geschmack und Verträglichkeit variabel sein. Es können alle frischen, gefrorenen oder getrockneten Früchte verwendet werden.

Es wird empfohlen, den Anteil von Milchprodukten auf drei Portionen über den Tag zu verteilen, wobei fettarme Produkte den Vorzug haben sollten.

Zu bevorzugen sind Vollkornprodukte, z. B. Vollkornbrot und Cerealien (Körner, Müsli). Diese Produkte bewirken eine Anreicherung der

Nahrung mit Vitamin B und besitzen einen hohen Anteil an Ballaststoffen – das macht sie so nützlich.

**Der DASH-Ernährungsplan (2000 kcal/Tag)**

Getreideprodukte (Vollkorn): 7–8 Portionen pro Tag. 1 Portion = 1 Scheibe Brot oder 1 kleine Schüssel Müsli.

Gemüse: 4–5 Portionen pro Tag. 1 Portion = ½ Tasse.

Obst: 4–5 Portionen pro Tag. 1 Portion = 1 mittelgroßer Apfel.

Milchprodukte (fettarm): 2–3 Portionen pro Tag. 1 Portion = 1 Becher Joghurt oder 200–250 ml Milch.

Fleisch/ Fisch: Max. 2 Portionen pro Tag. 1 Portion = 80–100 g.

Nüsse, Samen, Hülsenfrüchte: 4–5 Portionen pro Woche. 1 Portion = 40 g Nüsse, 1 EL Samen, ½ Tasse Bohnen.

Fette und Öle: 2–3 Portionen pro Tag. 1 Portion = 1 TL Margarine, 1 TL Öl oder 2 EL Salatdressing.

Süßigkeiten und zuckerhaltige Getränke: 5 Portionen pro Woche. 1 Portion = 1 EL Zucker oder 220–250 ml Limo/ Cola etc.

Quelle:
www.nhlbi.nih.gov/files/docs/public/heart/hbp_low.pdf

Es wird angeraten, den Anteil energiereicher Süßspeisen in der Ernährung stark zu reduzieren. Heißhunger auf Süßigkeiten kann beispielsweise mit frischen oder getrockneten Früchten gestillt werden (aber **Vorsicht**: manche Produkte sind stark nachgezuckert). Als Desserts und Snacks können eingesetzt werden: Früchte, Fruchtsäfte oder fettarme Milchspeisen und zur Abwechslung z. B. ungesalzene Brezeln oder Nüsse gemischt mit Rosinen, Cracker (ohne Salz), Trockenfrüchte, Gemüsesticks (Möhren, Kohlrabi, Gurke).
Der blutdrucksenkende Effekt der DASH-Diät wurde in Studien bewiesen: Eine Absenkung des Blutdrucks von 8–14 mmHg systolisch konnte erreicht werden.

## Achtung: Salzkonsum!

Eine hohe tägliche Salzzufuhr erhöht das Risiko für Bluthochdruck, Herz- und Gefäßerkrankungen (inklusive Schlaganfall). Der durchschnittliche tägliche Salzverbrauch beträgt in Deutschland 8–12 g. Das ist deutlich zu hoch.
Hohe Mengen an Kochsalz sind in industriell hergestellten Lebensmitteln, Halbfertig- und

Fertigprodukten enthalten. 80 Prozent der durchschnittlichen Salzzufuhr werden also in „versteckter" Form verzehrt. Das meiste Salz versteckt sich übrigens in Fleisch- und Wurstwaren, Käse sowie Brot und Backwaren. Die beste Möglichkeit, die Kochsalzzufuhr zu reduzieren: Kochen Sie selbst, verwenden Sie frische, unverarbeitete Lebensmittel.

Schon eine moderate Einschränkung der Kochsalzzufuhr auf maximal 5–6 g pro Tag kann bei einem Drittel aller Bluthochdruckpatienten zu einer Blutdrucksenkung führen (www.bmel.de/DE/Ernaehrung/GesundeErnaehrung/_Texte/DEGS_Salzstudie.html).

> Verzichten Sie nicht vollständig auf Salz, denn Salz hat einen wichtigen Einfluss auf viele Körpervorgänge. Eine komplett salzfreie Ernährung ist daher ungesund. Wir empfehlen Ihnen, zur Zubereitung Ihrer Mahlzeiten natürliches Salz (z. B. Meersalz) zu verwenden.

## Ernährungsempfehlungen im Überblick

Die passende Ernährung für den Einzelnen kann so unterschiedlich wie die Menschen an sich sein – und dennoch gesund. Oft haben die verschiedenen gesunden Ernährungsformen Gemeinsamkeiten, an denen Sie sich orientieren können. Die wichtigsten haben wir Ihnen hier zusammengestellt:

- Essen Sie eine Kost, die Ihnen schmeckt und mit der Sie sich gut fühlen.
- Kochen Sie selber, essen Sie frische Lebensmittel.
- Lebensmittel, die Sie meiden sollten:
  - Fertigprodukte
  - Zucker- / salzreiche Produkte
  - Weißmehl
  - Gehärtete und gesättigte Fette
  - (rotes) Fleisch, Wurst, Aufstrich
- Lebensmittel, die Sie vermehrt essen sollten:
  - Gemüse und Obst
  - Vollkornprodukte
  - Mehrfach ungesättigte Fettsäuren
- Essen Sie achtsam.

# Heilsame Nahrungsmittel und Heilpflanzen gegen Bluthochdruck

## Schokolade

Der tägliche Verzehr von Bitterschokolade kann den systolischen und diastolischen Wert absenken. Dabei reichen schon 6–10 Gramm dunkle Schokolade (mind. 75 % Kakaoanteil) pro Tag aus. Grund dafür sind vermutlich die im Kakao enthaltenen Polyphenole (sekundäre Pflanzenstoffe). Weil auch dunkle Schokolade zucker- und fetthaltig ist, sollte sie nur in Maßen verzehrt werden: Eine Tafel Schokolade mit 100 g sollte (leider) 14 Tage reichen!

## Soja

Schon seit geraumer Zeit sind Wissenschaftler den gesundheitlichen Kräften von Soja auf der Spur. Tatsächlich kommt in Ländern, in deren traditioneller Küche viel Soja gegessen wird, die koronare Herzkrankheit deutlich seltener vor als in den USA und in Europa. Mehrere Studien geben Hinweise darauf, dass Soja dazu beitragen kann, einen erhöhten Blutdruck zu senken.

Die Sojabohne enthält 36 Prozent Proteine (Eiweiße) und kann damit die Inhaltsstoffe aus Hühnereiweiß und Kuhmilch ersetzen. Das Besondere am Sojaprotein ist, dass es den Körper mit allen acht essentiellen Aminosäuren versorgt, lebenswichtige Vitamine und Mineralstoffe, aber nur wenig Fett und Kohlenhydrate enthält. Zudem ist die Bohne cholesterinfrei.

## Grüner Tee

Der Grüne Tee wird seit vielen Jahren in Studien untersucht und hat dabei eine erstaunliche gesundheitliche Wirkung unter Beweis gestellt. Die enthaltenen Substanzen verfügen über blutdrucksenkende Eigenschaften und unterstützen den Blutfluss. Grüner Tee enthält Flavonoide, das sind sekundäre Pflanzenstoffe, die sich positiv auf die Gefäße auswirken. Grüner Tee fördert die Cholesterin-Ausscheidung und beugt damit Arteriosklerose vor.

Um einen gesundheitlich relevanten Effekt zu erzielen, muss man den Tee regelmäßig und täglich etwa fünf kleine Tassen trinken.

**Den Tee richtig kochen und trinken**
Der Grüne Tee sollte nicht mit kochendem, sondern mit 70 bis 80 Grad heißem Wasser aufgegossen werden. Einen gestrichenen Teelöffel Tee je Tasse verwenden und etwas mehr als zwei Minuten ziehen lassen.

## Salat und Blattgemüse

Salat und grünes Blattgemüse, z. B. Rucola und Spinat, werden im Dickdarm von der Darmflora gespalten. Damit liefern Sie mit dem Grünzeug den Darmzellen und den gesunden Darmbakterien viele Nährstoffe.
Salat und grünes Blattgemüse sind reich an Nitrat. Der Stoff kommt natürlich im Boden vor und ist für uns an sich harmlos. Nitrat galt lange Zeit als schädlich, vor allem die hohen Werte im Salat und Gemüse, die durch Düngung entstehen. Neuerdings gibt es allerdings Hinweise, dass Nitrat im Körper sogar gesundheitsfördernde Wirkungen entfalten kann. Nitrat reichert sich im Speichel an und wird von Bakterien zu Nitrit umgewandelt. Nitrit regt die Bildung von Stickoxid an – ein potenter Blutverdünner, der auch die Gefäße entspannt und außerdem antibakteriell wirkt.

Wichtig ist trotz allem, dass eine bestimmte Menge von Nitrat in der Nahrung nicht überschritten wird, wie es durch Überdüngung und Belastung des Grundwassers passieren kann. Kaufen Sie daher bevorzugt Salat und Gemüse aus biologischer Landwirtschaft.

## Rote Bete

Täglich einen viertel Liter Rote Bete-Saft zu trinken, scheint eine einfache Methode zu sein, um den Blutdruck zu senken. Eine wissenschaftliche Arbeit zeigte, dass der Effekt nach drei bis vier Stunden besonders hoch ist und insgesamt einen Tag lang anhält. Rote Bete ist reich an Vitamin B, Eisen, Folsäure, Kalzium, Kalium und Magnesium. Dieser hohe Vitamingehalt ist aber nicht der Grund, warum ihr Saft sich positiv auf den Blutdruck auswirkt: Das Nitrat aus der Roten Bete wird, wie oben beschrieben, vom Körper zu Stickoxid verarbeitet, das entspannend auf die Arterien und damit blutdrucksenkend wirkt.

## Knoblauch

Knoblauch ist sowohl Gewürz- als auch Heilpflanze. Man sagt ihm nach, dass er die Fließeigenschaft des Blutes verbessert und dabei helfen kann, leichten Bluthochdruck zu senken. Außerdem wirkt er verdauungsfördernd, ist gut gegen Blähungen und stärkt die körpereigenen Abwehrkräfte. Für den Geruch nach dem Verzehr werden die Abbauprodukte der schwefelhaltigen Inhaltsstoffe verantwortlich gemacht.

Das im Folgenden beschriebene altchinesische Rezept der **Knoblauch-Kur** wurde 1971 von einer Unesco-Kommission in einem zerstörten tibetischen Kloster entdeckt. Die Kommission übersetzte dieses Rezept in zahlreiche Sprachen, um es den Menschen weltweit verfügbar zu machen.

Man sagt der Knoblauchkur nach, dass sie die Gefäße „reinigt" und den Stoffwechsel anregt. Sie gilt als blutdrucksenkend, krebshemmend und allgemein gesundheitsfördernd.

**Zubereitung:** 250 g Knoblauch schälen, zerdrücken und in 200 g Weingeist geben (96 %, notfalls tut es Korn – lassen Sie sich in der Apotheke beraten). In einem verschlossenen Glas zehn Tage lang in einem kühlen Raum lagern. Anschließend das Gemisch durch ein Tuch filtern, den Knoblauch gut ausdrücken. Noch einmal 2–3 Tage stehen lassen.

Man nimmt die Tropfen im Rahmen einer Kur ein. Dafür trinkt man die Knoblauchtropfen in 50 ml (¼ Trinkglas) Milch zu den Mahlzeiten. Getrunken wird an zehn Tagen in den folgenden Mengen:

| | **Frühstück** | **Mittagessen** | **Abendessen** |
|---|---|---|---|
| 1.Tag | 1 Tropfen | 2 Tropfen | 3 Tropfen |
| 2. Tag | 4 Tropfen | 5 Tropfen | 6 Tropfen |
| 3. Tag | 7 Tropfen | 8 Tropfen | 9 Tropfen |
| 4. Tag | 10 Tropfen | 11 Tropfen | 12 Tropfen |
| 5. Tag | 13 Tropfen | 14 Tropfen | 15 Tropfen |
| 6. Tag | 15 Tropfen | 14 Tropfen | 13 Tropfen |
| 7. Tag | 12 Tropfen | 11 Tropfen | 10 Tropfen |
| 8. Tag | 9 Tropfen | 8 Tropfen | 7 Tropfen |
| 9. Tag | 6 Tropfen | 5 Tropfen | 4 Tropfen |
| 10. Tag | 3 Tropfen | 2 Tropfen | 1 Tropfen |

Nach Ablauf der Kur nimmt man dreimal täglich je 25 Tropfen, ebenfalls in Milch, bis das Mittel aufgebraucht ist.
Es empfiehlt sich, die Kur nach fünf Jahren zu wiederholen. Bei guter Bekömmlichkeit kann dies auch früher erfolgen.

## Hibiskusblütenextrakt

Wissenschaftlich untersucht wurde, ob ein Extrakt der Hibiskusblüte den Blutdruck senken kann. Man sagt dieser Pflanze nach, dass sie die Ausscheidung der Nieren stimuliert und ein Enzym hemmt, das den Blutdruck steigen lässt.
Täglich zwei Tassen Tee, zubereitet mit 10 g Hibiskusblüten, scheint den Blutdruck innerhalb von vier Wochen zu reduzieren. Gut ist es, wenn man den Tee vor dem Frühstück trinkt.

**Teezubereitung**
1 EL Hibiskusblüten (bevorzugen Sie Apothekenware, da die Pflanzen streng kontrolliert werden) mit 500 ml kochendem Wasser übergießen und 6 Minuten zugedeckt ziehen lassen. Abseihen und nach dem Abkühlen möglichst rasch trinken.

## Olivenblattextrakt

Die alten Ägypter sahen das Olivenblatt als ein Symbol des Himmels und nutzten sein Öl, um ihre Königinnen zu mumifizieren. Erst spätere

Kulturen entdeckten das Olivenblatt als Hausmittel, beispielsweise gegen Fieber und Malariainfektionen.

Die in den Blättern enthaltenen ätherischen Öle sind gut für das Herz, die Gefäße und das Immunsystem. Studien weisen darauf hin, dass die gefäßerweiternde Wirkung der Blätter den Blutdruck senkt. Oleuropein, die biologisch aktive Substanz im Olivenblattextrakt, und andere sekundäre Pflanzenstoffe der Blätter beeinflussen auch die Blutplättchenbildung, indem sie das Blut besser fließen lassen. Olivenblattextrakt bekommen Sie in der Apotheke.

Empfohlene Dosierung: 2 x 500 mg Extrakt pro Tag. Da die Olivenbaumblätter Holzsubstanzen enthalten, werden sie nicht immer gut vertragen. Um einer Reizwirkung auf dem Magen vorzubeugen, sollte der Extrakt erst nach dem Essen eingenommen werden.

## Mistel

Die Mistel ist nicht nur ein bekanntes Krebsmittel, sie wird auch traditionell bei Bluthochdruck eingesetzt. Misteltee soll außerdem das alte Herz pflegen und gegen Schwindel wirken.

**Der besondere Tipp: Apfelessig-Misteltrunk**
Dr. med. Veronica Carstens empfahl ihren Bluthochdruckpatienten die folgende Mixtur: 2 Teelöffel Mistelblätter, 2 Teelöffel Apfelessig und eventuell 1 Teelöffel Honig mit einer großen Tasse Wasser kalt aufsetzen und über Nacht 8 Stunden ziehen lassen. Morgens durchseihen und über den Tag verteilt jeweils ein Schnapsgläschen trinken.
Die Anwendung bietet sich über mehrere Wochen als Kur an: Montag bis Freitag anwenden und Samstag und Sonntag aussetzen.

## Apfelschalenextrakt

„An apple a day keeps the doctor away" – diese alte Volksweisheit lässt sich auch wissenschaftlich untermauern – zumindest, wenn man die Schale mitisst. Die meisten der in Äpfeln enthaltenen sekundären Pflanzenstoffe (Flavonoide) befinden sich direkt unter der Schale.
Kanadische Forscher konnten zeigen, dass diese Stoffe das Potenzial haben, den Blutdruck zu senken. Sie wiesen nach, dass ein Apfelschalenextrakt mit hohem Flavonoidgehalt das Angiotensin Converting Enzym (ACE) in ähnlicher Weise hemmt wie die synthetischen ACE-Hemmer. Wirksam waren im Reagenzglas sowohl ein

Extrakt mit sämtlichen Flavonoiden, als auch einzelne Gruppen dieser Substanzen wie Anthocyane, Flavonole, Flavone oder Flavanone.

**Die 9 Superfoods zur Blutdrucksenkung**
Die blutdrucksenkenden „Superfoods" für den täglichen Gebrauch sind:
- Rote Bete-Saft (¼ Liter pro Tag)
- Dunkle Schokolade (mindestens 75 % Kakaoanteil, 1 Tafel für 14 Tage)
- Soja und Tofu
- Grüner Tee (täglich, regelmäßig)
- Hibiskustee (täglich 2 Tassen)
- Pistazien
- Blattgemüse (Nitrat)
- Olivenöl (fruchtig)
- Omega-3 Fettsäuren (Leinöl, Walnüsse, fetter Seefisch)

## Fasten

Fasten wird definiert als der freiwillige und zeitlich definierte Verzicht auf feste Nahrung und Genussmittel. Fasten in der Natur ist gang und gäbe: Jahreszeitlich bedingte Schwankungen im Nahrungsangebot prägten in der Evolution den Stoffwechsel aller Lebewesen.

Auch der menschliche Körper ist in seiner Biologie auf Notzeiten eingestellt, in denen das Nahrungsangebot ausbleibt. Doch die heutige Zeit mit ihrem Dauerangebot an Nahrungsmitteln verhindert, dass es in der westlichen Welt überhaupt zu solchen Notzeiten kommt. Fasten hat auch eine religiöse und spirituelle Tradition: Man übt den Verzicht und konzentriert sich auf das Wesentliche.

## Heilfasten

Es gibt viele gesundheitliche Gründe, die für das Fasten sprechen: Zahlreiche Studien belegen, dass Fasten eine wirkungsvolle Therapie bei Erkrankungen ist, die ansonsten nur schwer zu behandeln sind. Das modifizierte therapeutische Fasten (Heilfasten) hat unabhängig vom resultierenden Gewichtsverlust deutlich blutdrucksenkende Wirkung sowie einen positiven Effekt auf Herz- und Gefäßerkrankungen.
Auch wenn es zu Beginn des Fastens zunächst durch die ungewohnte Situation und den ersten Hunger zu einer leichten Stresssituation kommt, wird der Blutdruck durch die verbesserte Wasserausscheidung und Stoffwechselumstellung

während des Fastens rasch und ausgeprägt gesenkt. Nach dem Fasten kommt es zu einem leichten Wiederanstieg der Blutdruckwerte, die jedoch in der Regel nicht die Höhe der Ausgangswerte erreichen.

**Vorsicht!** Wenn Sie Medikamente gegen Bluthochdruck einnehmen, ist es wichtig, dass Sie nur unter ärztlicher Aufsicht fasten. Der Fastenarzt passt die Dosierung der Arzneimittel an. Auch wenn Sie unerfahren im Fasten sind, ist eine ärztliche oder andere geeignete Fastenbegleitung notwendig.
Fragen Sie Ihren Arzt, ob bei Ihnen Gründe vorliegen, nicht zu fasten.

## Saftfasten

Wissenschaftlich untersucht wurde bisher vor allem das Saftfasten, eine Methode, die Dr. Otto Buchinger entwickelt hat. Die Fastendauer beträgt nach ärztlicher Verordnung zwischen sieben und 28 Tagen, in der klassischen Form zwischen 14 und 21 Tagen inklusive Einführung und Aufbauphase. Eine tägliche Nahrungsenergiezufuhr von etwa 250–500 kcal ist durch Einnahme von folgenden Lebensmitteln fester Teil des Fastenplans:

- Gemüsebrühe (¼ Liter)
- Obst- oder Gemüsesäfte (¼ Liter)
- Honig (30 g)
- Ausreichende kalorienfreie Flüssigkeitszufuhr (mindestens 2,5 Liter) durch Kräutertees und Wasser

Vor, während und nach dem Fasten sind außerdem folgende Regeln wichtig:
- Verzicht auf Genussmittel (Kaffee, Nikotin)
- Begleitende Bewegungstherapie, physikalische Therapien; Ruhe und Bewegung sind gleichermaßen wichtig.
- Förderung der Ausscheidung über Darm (abführende Salze, Einläufe), Leber (Leberwickel), Niere (Trinkmenge), Lunge und Haut
- Sorgfältiger Kostaufbau und Hinführung zu einem gesunden Lebensstil

Beim modifizierten Fasten werden bestimmte Nahrungsmittel unterhalb einer Nahrungsenergie von 500 kcal pro Tag zugeführt. Hiervon klar abzugrenzen sind die so genannten „Nulldiäten" oder „Crash-Diäten", die mehrheitlich eher ungesund sind. Crash-Diäten haben das Ziel einer möglichst schnellen Gewichtsabnahme – während es beim Heilfasten um Entgiftung,

Ausscheidung, Regeneration und den langfristigen Einstieg in gesunde Ernährungsgewohnheiten geht.

> Herzpatienten sollten vor dem Fasten in jedem Fall Rücksprache mit dem behandelnden Kardiologen halten. Nicht fasten dürfen Menschen mit massivem Übergewicht (BMI > 40), mit Untergewicht, Essstörungen, Depression, Tumorerkrankungen, Leber- und Niereninsuffizienz. Auch Kinder sollten nicht fasten.

## Entlastungstage

Sie können in Ihren Alltag auch so genannte Entlastungstage einbauen, an denen Sie Ihren Körper gezielt entlasten und entgiften. Wie wäre es beispielsweise mit folgenden Ideen:

- **Obsttage** (besonders im Sommer mit frischem Obst zu empfehlen): Etwa 1,2 kg frisches Obst (700–800 kcal) auf fünf Mahlzeiten verteilen.
- **Safttage:** 1 Liter frischer Obst- oder Gemüsesaft (700–800 kcal) und zwei Liter Tee am Tag
- **Reistage:** 150 g Vollkornreis ungesalzen und zusätzlich Obst oder Gemüse

Thomas Rampp, Annette Kerckhoff: *Heilfasten*. KVC Verlag 2010

## Intervallfasten

Es scheint besonders gesund zu sein, nur zweimal täglich zu essen oder eine besonders lange Pause von 16 Stunden einmal in 24 Stunden einzuhalten.
Das kann man z. B. über „Dinner-Cancelling", also den kompletten Verzicht auf das Abendessen, erreichen. Man isst zum Beispiel um 16 oder 17 Uhr die letzte Mahlzeit und fastet bis zum nächsten Tag etwa 14–16 Stunden lang. So kann man auf einfache Weise etwas für sich tun. Die Intervallfastentage können täglich, mehrmals wöchentlich oder auch einzeln durchgeführt werden. Für eine relevante Stoffwechselumstellung sollten es jedoch mehrere Tage wöchentlich sein. Es zählt immer die Gesamt-Energiebilanz des Tages: An den Fastentagen sollten die Portionen nicht größer sein, wenn eine Gewichtsreduktion angestrebt wird. Soll das Gewicht gehalten werden, sollte die Gesamtkalorienmenge ähnlich wie an einem normalen Tag sein.
Medizinisch gibt es eine ganze Reihe von günstigen Effekten des Dinner-Cancellings, so dass man getrost ab und zu auf die Abendmahlzeit verzichten darf. Besonders günstig scheint es im Anschluss an eine Fastentherapie zu sein.

## Nahrungsergänzung zur Blutdruck-senkung

Der tägliche Bedarf an Vitaminen und Spurenelementen wird durch eine gesunde Ernährung gedeckt, wie sie oben beschrieben wurde. Nur wenige Menschen leiden an einem echten Mangel, der dann durch die Einnahme von Präparaten ausgeglichen werden sollte.

| |
|---|
| Wenn ein Ausgleich mit Nahrungsergänzungsmitteln vorgenommen wird, dann nur, wenn vorher ein Mangel festgestellt wurde. Ob die Bestimmung von Nährstoffen für Sie sinnvoll ist, besprechen Sie am besten mit Ihrem Hausarzt. |

## Vitamin D

Ein Vitamin D-Mangel ist in der deutschen Bevölkerung häufig. Denn von Oktober bis Anfang April reicht die Intensität des Sonnenlichtes nicht aus, um den Körper ausreichend mit Vitamin D zu versorgen. Studien deuten auf einen Zusammenhang zwischen zu wenig Sonnenlicht, Vitamin D-Mangel und Bluthochdruck hin. Auch die Tatsache, dass die Blutdruckwerte im Sommer meist niedriger sind als im Winter, könnte in diese Richtung deuten. Personen mit einem Vitamin D-Mangel haben Studien zufolge ein 3,2-fach erhöhtes Risiko, Bluthochdruck zu entwickeln gegenüber Personen mit gutem Vitamin D-Status.

Problematisch ist jedoch, dass bisher durch die Gabe von Vitamin D-Präparaten kein Effekt auf den Blutdruck nachgewiesen werden konnte. Diese Erkenntnis passt natürlich nicht gut zu den oben beschriebenen Aussagen. Auch in der Ärzteschaft besteht keine Einigung darüber, ob Vitamin D gegeben werden sollte oder nicht.

Ein pragmatischer Ansatz ist folgender: In erster Linie wichtig ist die ausgewogene Ernährung. Sollten bei Ihnen weitere Erkrankungen vorliegen, kann die Bestimmung eines Vitamin D-Spiegels erwogen werden. Dies sollten Sie mit Ihrem Hausarzt besprechen.

## Kalium

Kalium ist ein lebenswichtiger Mineralstoff. Täglich benötigen wir etwa 2000–3000 mg. Die gleiche Menge benötigen wir auch an Natrium – während jedoch die Natriumzufuhr durchweg

zu hoch ist, ist die Kaliumzufuhr mit der täglichen Nahrung eher zu niedrig. Der Grund: Beim Verarbeiten von Lebensmitteln treten Kaliumverluste auf, während Natrium über das Kochsalz reichlich zugefügt wird.
Warum ist Kalium wichtig? Kalium schützt vor den blutdrucksteigernden Effekten von Natrium – ein wichtiger Aspekt auch in der Vorbeugung von Bluthochdruck. Eine Kost, die salzarm (nicht salzlos) und gleichzeitig kaliumreich ist, senkt den Blutdruck effektiver als kaliumreiche Kost alleine. Eine höhere Kaliumzufuhr fördert eine verstärkte Ausscheidung von Natrium und Wasser aus dem Körper – was den Blutdruck senkt. Hiervon profitieren insbesondere Patienten, die Diuretika („Wassertabletten") zur Blutdrucksenkung einnehmen.

Patienten mit einer fortgeschrittenen Nierenfunktionsstörung sollten ihren Arzt fragen und gegebenenfalls ihre Kaliumzufuhr beschränken.

Besonders gute Kaliumlieferanten sind z. B. Trockenobst, Bohnen, Pilze, Spinat, Nüsse, Avocado, Vollkornbrot und weitere Früchte. Setzten Sie auf

Ernährung in Bioqualität statt Ergänzungspille. Das gilt auch für Kalium oder Magnesium.

## Bewegung

*Jeder Schritt echter Bewegung ist wichtiger als ein Dutzend Programme.*
(Karl Marx)

### Moderater Ausdauersport

Mehr Bewegung bedeutet glücklicherweise nicht, den nächsten Marathon mitlaufen zu müssen. Im Gegenteil: Sport, bei dem die Belastungsintensität hoch ist, empfehlen Ärzte bei Bluthochdruck nicht. Schon mit einem 10-minütigen Spaziergang, Treppensteigen, mit dem Fahrrad zum Einkaufen fahren oder Gartenarbeit können Sie Schritt für Schritt den Blutdruck senken. Denn schon nach zehn Minuten Bewegung wird der Stoffwechsel aktiv, Blutzucker und Blutdruck sinken – und Sie werden sich einfach wohler fühlen. Dann ist es auch nicht mehr weit zu den empfohlenen 3–4 Bewegungseinheiten von jeweils 30–40 Minuten pro Woche. Denn wissenschaftlich bewiesen ist, dass regelmäßige und langfristige körperliche Aktivität den Blutdruck senkt.

## Bewegung im Alltag und Sport

Bewegungstherapie wirkt fast wie ein Betablocker – allerdings ohne Nebenwirkungen! Blutdruck und Herzfrequenz sinken, und Stressbelastungen wirken sich weniger auf das Herz aus. In Experimenten konnten der systolische Blutdruckwert durchschnittlich um 4–6 mmHg und der diastolische Wert um 5–7 mmHg gesenkt werden. Weitere positive Effekte von körperlicher Aktivität: Die körperliche Leistungsfähigkeit nimmt zu, Sie verlieren an Körpergewicht und der Fettanteil im Körper geht zurück.

Im Wesentlichen kann man zwei Bereiche unterscheiden: Bewegung im Alltag und Sport. Für die Bewegung im Alltag gilt: so viel wie möglich. Fahren Sie z. B. zum Einkaufen mit dem Fahrrad, nehmen Sie die Treppe statt dem Aufzug. Aber auch Bewegung darüber hinaus ist für Bluthochdruckpatienten vorteilhaft. Besonders wirkungsvoll sind Sportarten wie Walking, Nordic Walking, Radfahren, Schwimmen oder Skilanglauf.

Grundsätzlich eignen sich fast alle Bewegungsformen. Auch Tanzen könnte das Richtige für Sie sein. Gut ist, wenn Sie sich so intensiv bewegen, dass Sie etwas ins Schwitzen geraten. Schon nach wenigen Wochen werden Sie davon profitierten und Ihre Lebensqualität als deutlich gesteigert empfinden.
Schöner Nebeneffekt: Wer sich regelmäßig bewegt, ist nur halb so oft erkältet wie Sportmuffel.

> Abzuraten ist von Bewegungsformen mit hoher Verletzungsgefahr, und Vorsicht ist geboten bei Fitnessprogrammen, die sehr rasch eine sehr hohe Belastung nutzen.

## Anleitung zur Bewegung

Jetzt das Beste: Die größte Änderung für Ihre Gesundheit erzielen Sie bei der Änderung von „kaum Bewegung" zu „wenig Bewegung". Also egal für welche Bewegungsform Sie sich entscheiden: Die kleinen Schritte haben große Effekte.
Vielleicht können Ihnen folgende Tipps helfen, mehr Bewegung in Ihrem Leben zu etablieren:
Fangen Sie an! (Klingt einfach, ist aber das alles Entscheidende.)

Suchen Sie sich eine Bewegungsform, die Ihnen Freude macht, dann fällt es leicht, lange dabei zu bleiben. Eine Sportgruppe oder ein Verein können dabei helfen. Die Volkshochschule zum Beispiel hat gute Angebote. Auch im Internet verabreden sich Walkinggruppen.
Machen Sie Bewegung zu einer Routine – z. B. immer Montag, Mittwoch, Freitag – tragen Sie feste Termine zum Sporttreiben in Ihren Kalender ein.
Bauen Sie Rituale und Gewohnheiten auf, z. B. jeden Sonntag nach dem Frühstück einen kleinen Spaziergang machen, jeden Abend fünf Kniebeugen, etc.

> Trainieren Sie regelmäßig und moderat. So schaffen Sie eine Grundkondition und vermeiden eine Überanstrengung.
> Bei Krankheit oder Verletzungen sollten Sie die Bewegungsform und -intensität anpassen, um die Beschwerden nicht zu verschlimmern.

Kaufen Sie sich die richtige Kleidung. Zum Walken oder Joggen benötigen Sie atmungsaktive Regenkleidung und gute Schuhe.
Belohnen Sie sich! Wenn Sie über einen Monat Ihr persönliches Bewegungsprogramm geschafft

haben, könnten Sie z. B. ins Kino gehen oder sich mit einer Freundin/ einem Freund in einem netten Café verabreden.

## Umgang mit Barrieren

Machen Sie einen persönlichen Plan gegen „Barrieren". Von Barrieren sprechen wir bei Alltagshindernissen, wenn Sie z. B. walken wollten, es aber in Strömen regnet. Was können Sie alternativ machen? Vielleicht eine Yoga-Stunde, Achtsamkeitsübungen oder Gymnastik zu Hause? Sie sollten immer einen Plan B in der Tasche haben!

# Bewusste Entspannung

*Nur in einem ruhigen Teich*
*spiegelt sich das Licht der Sterne.*
(Chinesisches Sprichwort)

## Der „Flucht-Kampf-Reflex"

Allgemein gesprochen kann der Körper zwei gegensätzliche Zustände einnehmen: In dem einen ist alles auf Erholung, Wiederherstellung, Nahrungsaufnahme und Verdauung eingestellt. Der gegensätzliche Zustand wird oft als Flucht-Kampf-Reflex beschrieben. In der akuten Stresssituation schüttet der Körper Adrenalin aus. Adrenalin beschleunigt den Herzschlag und verengt die Blutgefäße, wodurch sich der Blutdruck erhöht. Man atmet schneller, die Muskeln werden stärker durchblutet.

Ursprünglich ist das eine Reaktion auf akute Gefahr, und die körperlichen Reaktionen ermöglichen es uns, schneller aus der Situation zu „flüchten" – beispielsweise, wenn ein gefährliches Tier vor uns steht. Dieser Reflex hat der Spezies Mensch im Laufe der Evolution das Überleben gesichert.

Sobald die Gefahr dann vorbei ist, sinkt der Blutdruck, die Atmung wird langsamer, die Muskeln entspannen sich, die Verdauung läuft besser, der Körper kehrt in den Erholungszustand zurück.

Der Wechsel zwischen diesen beiden Stoffwechselformen ist ganz normal. Problematisch wird es, wenn der Körper sich dauerhaft im „Kampfmodus" befindet.

Stress im eigentlichen Sinne entsteht durch äußere Umstände, die auf ein Individuum einwirken und das Wohlbefinden bedrohen.

## Umgang mit Anspannung und Stress

Unsere Schwierigkeit heute besteht darin, dass sich viele Sorgen nicht mit einer körperlichen Reaktion von Kampf oder Flucht bewältigen lassen. Wir gebrauchen den Begriff Stress als Umschreibung für eine nicht gewollte, aber in jedem Fall negativ erwartete (Gefühls-)Erfahrung. Oft ist das gekoppelt mit Zweifeln an den eigenen Fähigkeiten, damit auf Dauer erfolgreich umzugehen. Und das ist ein ganz entscheidender Punkt: Ob eine Situation als Stress erlebt wird, liegt teilweise an der stressauslösenden Situation, ganz wesentlich aber daran, wie Sie persönlich diese Situation beurteilen.

Der Umgang mit Stress ist also sehr individuell. Manche Menschen beurteilen eine vorliegende Situation nicht als Bedrohung, sondern vielleicht als Herausforderung. Der Körper reagiert deshalb nicht mit einer so starken Anspannung. Kurzzeitiger Stress, auf den eine „natürliche Phase" der Ruhe und Entspannung folgt, trägt oft sogar zu einem Gefühl von Leistungsfähigkeit und Vitalität bei. Bleibt jedoch die Erholungsphase über einen längeren Zeitraum aus, reagiert der Organismus mit Dauerstress-Symptomen.

Dauerstress und ständige innere Anspannung sind ein wichtiger Risikofaktor und eine häufige Ursache für arterielle Hypertonie. Durch die permanente Adrenalinausschüttung verengen sich die Blutgefäße, und das Herz muss gegen die erhöhte Anspannung anpumpen.

Zur Normalisierung des Blutdrucks können dann bewusst eingesetzte Entspannungsmethoden helfen. Der Bluthochdruckpatient benötigt „Zeit für sich selbst". Damit sind nicht ein Kinobesuch, Ausflugsprogramm oder Fernsehabend gemeint, sondern persönliche Auszeiten, in denen man zu sich kommt.

**Der Mittagsschlaf**

Wie wäre es mit einem regelmäßigen Mittagsschlaf? Ein Mittagsschlaf macht nicht nur fit, sondern auch gesund: Wer regelmäßig Siesta hält, hat ein deutlich geringeres Risiko, an Herz-Kreislauferkrankungen zu sterben. Mediziner erklären dieses Ergebnis wenig überraschend mit dem Stressabbau.

Das kurze Schläfchen zur Mittagszeit ist also eine wahre Naturarznei. Wichtig ist aber, dass Sie dies regelmäßig tun – und dann für etwa 20 Minuten. Der Wert des Schlafes liegt eindeutig in der Kürze. Wer länger schläft, fühlt sich nachher gerädert und ist nachmittags weniger leistungsfähig.

## Den Alltag loslassen

Bewusste Entspannung heißt, den Alltag loszulassen und sich von unliebsamen Gedanken abzuwenden.

**Die letzte Stunde des Tages**

Nehmen Sie sich am Ende eines Tages ein paar Minuten Zeit, und denken Sie an etwas, das für Sie heute besonders erfreulich war. Sie können auch ein Tagebuch führen und dieses Erlebnis notieren. Das muss nichts Großartiges sein:
Vielleicht haben Sie einen lieben Menschen getroffen oder einen netten Brief bekommen? Leider vergessen wir die angenehmen und schönen Dinge oft viel zu schnell. Nehmen Sie sich häufiger Zeit, sich der angenehmen Ereignisse Ihres Alltags bewusst zu werden.

Es gibt eine Reihe von Verfahren und Möglichkeiten, die sich zur Begleitbehandlung eines

Bluthochdrucks bewährt haben: Autogenes Training, Progressive Muskelentspannung, Qigong und Yoga. Experimentieren Sie mit den verschiedenen Techniken und finden Sie heraus, was Ihnen guttut.
Manchmal reicht schon ein reflektierendes Gespräch über die derzeitige Lebenssituation, um Stressfaktoren zu beseitigen. In seltenen Fällen ist auch eine Psychotherapie angezeigt.
Am besten versuchen Sie, mehr und mehr Entspannung in Ihr Leben zu bringen. Auch fünf Minuten Atemtechniken pro Woche sind ein Anfang. Und wer weiß, vielleicht sind Sie schneller, als Sie denken bei den täglich 20–40 Minuten, für die es die besten Studienergebnisse gibt.

## Progressive Muskelentspannung

Die Progressive Muskelentspannung nach Jakobson eignet sich für den Einstieg in die Entspannungstechniken. Man spannt dabei einzelne Muskelgruppen an, beobachtet die Veränderung und das Empfinden im angespannten Bereich, entspannt die Muskelgruppen und beobachtet nun die Veränderung und das Empfinden

im entspannten Bereich. Jede Phase dauert fünf bis zehn Sekunden.
Der Sinn dieser Übung ist, dass Sie ein besseres Gefühl für die Spannungen in Ihrem Körper bekommen und sie besser steuern können. Beginnende Verspannungen können so frühzeitig wahrgenommen und durch aktive Entspannung gelöst werden.
Krankenkassen und Volkshochschulen bieten Kurse an. Das Verfahren ist sehr leicht erlernbar, weshalb eine einmalige Anleitung ausreichen kann, um anschließend eigenständig zu üben.

> Empfehlenswert sind auch die zahlreichen Apps mit Anleitungen für Körperreisen oder Progressive Muskelentspannung.

Studien belegen, dass Menschen mit essentieller Hypertonie vom Üben der Progressiven Muskelentspannung profitieren. Die Übungen bewirkten eine Verringerung von Pulsfrequenz, systolischem und diastolischem Blutdruck sowie eine erhöhte Wahrnehmung der eigenen Gesundheit.

## Yoga

Yoga ist ein uralter Übungsweg, der körperliche und meditative Übungen umfasst. Körper, Geist und Seele sollen in Einklang gebracht werden. Yoga zu üben bedeutet, eine andere Einstellung zu sich selbst zu gewinnen, den eigenen Körper zu beobachten, einzuschätzen und zu steuern.
Ein wesentliches Element des Yoga sind spezielle Haltungen und Stellungen (Asanas). Es gibt viele verschiedene Yoga-Schulen und Richtungen. In Mitteleuropa und den USA hat sich besonders das Hatha-Yoga durchgesetzt. Es versucht, das Gleichgewicht von Körper und Geist vor allem durch körperliche Übungen (Asanas), durch Atemübungen (Pranayama), Entspannung (Shavasana) und durch Meditation zu erreichen.
Yoga ist insbesondere für diejenigen sinnvoll, die Schwierigkeiten haben, sich zu entspannen und gerne körperliche Bewegung vor der Entspannung praktizieren. Yoga fördert die innere Ausgeglichenheit und hilft, Stress besser verstehen und bewältigen zu können. Die Übungen sorgen für eine bessere Durchblutung, der Stoffwechsel wird angeregt und das Immunsystem

gestärkt. Außerdem besitzen sie eine ausgleichende Wirkung sowohl auf unser Nervensystem als auch auf den Hormonzyklus.
Viele Studien zeigen mittlerweile die gesundheitliche Bedeutung und Wirksamkeit von Yoga bei koronarer Herzkrankheit.
Wer sich für Yoga interessiert, sollte es unter Anleitung lernen. Nur in Kursen werden die entsprechenden Techniken sinnvoll vermittelt. Der Lehrer kann korrigierend eingreifen, wenn die Körperstellungen nicht ganz stimmen, oder die Atmung kontrollieren. Ein Yogalehrer sollte eine anerkannte Yoga-Ausbildung absolviert haben und von einem Berufsverband anerkannt sein. Die Bezeichnungen hierfür sind EYU (Europäische Yoga Union) oder BDY (Berufsverband der Yogalehrenden Deutschland).

> Bei manchen Erkrankungen sollte Yoga nur unter der Leitung erfahrener Therapeuten durchgeführt werden. Dies gilt insbesondere im Anschluss an Operationen, bei instabilem Bluthochdruck, akutem Asthma, Glaukom, akuter Ischialgie, Bandscheibenvorfall und akuten Gelenkverletzungen.

## Qigong und Tai Chi

Qigong und Tai Chi erleben im Westen einen kontinuierlichen Aufschwung.
Qigong ist eine uralte chinesische Meditations- und Konzentrationsübung. Unter diesem Begriff werden vielfältige Übungsmethoden zusammengefasst, die als Bewegungs- und Entspannungsverfahren fester Bestandteil der Traditionellen Chinesischen Medizin (TCM) sind. Ziel ist es, die Lebensenergie (Qi) zu halten, zu stärken und ihren natürlichen Fluss zu fördern. Blockaden und Verspannungen werden mit einer tiefen Atmung, langsamen Bewegungsabläufen und geistiger Konzentration wieder gelöst.
Das chinesische Schattenboxen, Tai Chi ist eine weiche Kampfkunst, deren ursprüngliche Idee, der Nahkampf, heutzutage hinter den gesundheits- und persönlichkeitsfördernden Aspekten zurücktritt. Ein Großteil der Bewegungen des Tai Chi ist langsam und harmonisch. Die sanften Bewegungsmuster fördern Konzentration und Entspannung. Eine Übungseinheit beim Tai Chi, bei der unterschiedliche Bewegungsmuster oder Bilder in bestimmten Abfolgen ausgeführt wer-

den, bezeichnet man als Form. Diese kann zwischen einigen Minuten bis zu einer halben Stunde oder länger dauern.
Qigong und Tai Chi gehören zu den Verfahren der Selbstübung. Nach guter Anleitung durch einen erfahrenen Lehrer können Sie die Übungen eigenständig durchführen. Die Übungen eignen sich vor allem für Menschen, die besser über Bewegung statt in Stille entspannen können.
Die gesetzlichen Krankenkassen übernehmen Vorsorgekurse zur Stressbewältigung – etwa die Progressive Muskelentspannung, Autogenes Training, Tai Chi, Qigong oder Yoga. Informieren Sie sich am besten bei Ihrer Kasse.

## Meditation

Ebenfalls eine Methode der bewussten Entspannung ist die Meditation. Im weitesten Sinne ist sie ein ganz natürliches Phänomen und jedem vertraut. Sie besteht in der Konzentration des Geistes auf ein Objekt oder auf eine Aktivität. Bei der bewussten Entspannung wird die Aufmerksamkeit nach innen gerichtet, indem man sich

auf einen wiederkehrenden Vorgang wie das Atmen oder auf ein selbstgewähltes Wort, das man wiederholt, konzentriert.
Die Konzentration auf Wiederholungen (Atem, Wort oder Spruch) ist ein Hilfsmittel, um den Geist vom „inneren Dialog" freizuhalten. Wenn der Geist befreit ist, kann er zu einem anderen Bewusstseinszustand übergehen, in dem geistige und körperliche Ruhe herrschen.
Wenn Sie möchten, dann halten Sie für ein paar Momente inne und probieren es aus.

**Atemmeditation**
Sitzen Sie gerade und entlassen Sie körperliche Spannung. Legen Sie Ihre Hände bequem in den Schoß.
Schließen Sie Ihre Augen und nehmen Sie wahr, was sich in Ihrem Innern bewegt. Richten Sie Ihre Aufmerksamkeit auf den Atem. Sie spüren, wie die Atemluft in den Körper hineinfließt, wie der Körperraum sich weitet, bis der Einatemzug zu seinem Ende kommt.
Nach einer kurzen Pause beginnt der Ausatemzug. Der Körperraum sinkt ein wenig ein, und die Luft verlässt den Körper durch die Nase oder den Mund.
Wieder tritt eine kurze Pause ein, bevor der nächste Einatemzug beginnt.
Nach einigen Atemzügen werden Gedanken aufkommen, und Ihre Aufmerksamkeit wird versucht sein, diesen Gedanken zu folgen. Sobald Sie dies bemerken, führen Sie die Aufmerksamkeit zurück zum Atem.

Bleiben Sie in diesem Raum der veränderten Wahrnehmung für einige Minuten, und enden Sie ganz bewusst mit einem Atemzug, den Sie von Beginn bis Ende mit Ihrer Aufmerksamkeit begleiten (Paul, Michalsen 2008: 168).

Die Forschung zur Meditation konzentriert sich vor allem auf ihre stressreduzierende und beruhigende Wirkung. In vielen Arbeiten konnten verschiedene körperliche Veränderungen aufgezeigt werden: Nicht nur Herz- und Atemfrequenz sinken während der Meditation, sondern es gibt auch Hinweise auf eine Senkung der Stresshormone Adrenalin und Kortisol.
Studien geben zudem erste Hinweise, dass die Meditation nicht nur vorrübergehende Entspannung verschafft, sondern dass ihre Wirkung langfristig ist.
Die gesetzlichen Krankenversicherungen übernehmen nur in seltenen Fällen einen Teil der Kosten für einen Meditationskurs. Es lohnt sich aber nachzufragen.

## Das Üben von Achtsamkeit

Mit Achtsamkeit ist ein Bewusstseinszustand gemeint, der durch eine nichtwertende, liebe- und achtungsvolle sowie selbstfürsorgliche Aufmerksamkeit im gegenwärtigen Moment gekennzeichnet ist. Dr. Gerhard Berger erklärt am Beispiel der Zen-Geschichte, was damit gemeint ist:

> „Was ist Achtsamkeit?“, fragt ein junger Zen-Mönch. „Hörst du die Glocke im Kloster?“, fragt der alte Meister zurück. „Ja.“ „Und siehst du den Sternenhimmel über dir?“ „Ja.“ „Hörst du das Bellen des Hundes?“ „Ja.“ „Das ist es, das ist Zen, das ist Achtsamkeit.“ Also: Leben im Hier und Jetzt, im Augenblick.

Die Idee, Achtsamkeitsübungen für die Bewältigung von Krankheiten und zur Gesundheitsförderung einzusetzen, wurde bereits 1979 von Jon Kabat-Zinn entwickelt. Kabat-Zinn beschreibt zwei Arten von Übungen, die notwendig sind, um Achtsamkeit zu einem beständigen und integralen Bestandteil des Lebens zu machen:
**Formelle Meditationspraktiken** wie die Sitz- oder Gehmeditation beinhalten spezielle Übungen zur Stabilisierung des Zustandes der Achtsamkeit im gegenwärtigen Moment.
Die **informelle Praxis** besteht in der Übung von Achtsamkeit während alltäglicher Aktivitäten

wie Essen, Abwaschen, Gehen und Duschen und dient der Integration einer achtsamen Haltung als Lebensweise.

Die Meditationspraktiken lernt man in speziellen Kursen. Am Ende solcher Kurse berichten die Teilnehmer von einer Verbesserung ihres gesundheitsbezogenen Verhaltens sowie einer Veränderung ihrer Sicht auf die Dinge. Sie haben gelernt, sich wieder auf das „Wesentliche" zu besinnen, und ein größeres Vertrauen in ihre Fähigkeit entwickelt, in schwierigen Situationen angemessen zu handeln.

Studien zum Programm „Stressbewältigung durch Achtsamkeit" konnten gesundheitsfördernde Wirkungen bei zahlreichen Erkrankungen und Beschwerden nachweisen, u. a. eine blutdrucksenkende Wirkung.

Dr. Gerhard Berger hat einen guten Tipp für die Umsetzung von Achtsamkeit im Alltag:

**Die erste Stunde des Tages**

Die erste Stunde des Tages ist oft entscheidend. Statt morgens hektisch aus dem Bett zu springen, erst einmal mit den Gedanken im Hier und Jetzt sein. Sich selbst beobachten, den Körper spüren. Vor allem: Nicht an die Termine des Tages denken!

Aus dem morgendlichen Duschen kann man ein kleines Achtsamkeitsritual machen und die körperliche mit der seelischen Reinigung verbinden: Wie nehmen Sie den warmen oder kalten Wasserstrahl auf der Haut wahr? Nicht automatisch das Duschgel verteilen, sondern sanft und liebevoll auf der Haut massieren, kurz: den Körper spüren, fühlsam werden.
Nach dem achtsamen Frühstück (ohne Zeitung oder Fernsehen!) wendet man sich dann bewusst den Terminen des Tageskalenders zu.
Schritt für Schritt, ein Termin nach dem anderen. Planen Sie für Ihr Frühstück genügend Zeit ein – denn es sollte die Hauptmahlzeit des Tages sein.

Entspannung ist ein bewusster Vorgang. Sie steht dem Leben in Aktivität und manchmal in Hektik gegenüber. Ablenkung, z. B. ein Fernsehabend oder ein Kinobesuch, und sportliches „Auspowern" sind keine Entspannung. Gerade im aktuellen Zeitgeist der Leistungsoptimierung ist es sehr wichtig, dass man einen Ausgleich der Entspannung schafft.
Alle oben beschriebenen Verfahren – sei es eine kurze Atemübung, die Progressive Muskelentspannung oder eine Achtsamkeitsmeditation – erzeugen durch mentale Prozesse oder ruhige harmonische Bewegungen eine Entspannung, die anhaltend und erholsam ist.

# Tipp aus der Wissenschaft – Der naturheilkundliche Aderlass

## Ausleitende Verfahren

Viele Menschen werden rot werden, wenn sie sich aufregen oder ärgern. Sie bekommen einen roten Kopf oder einen fleckigen Hals, manchmal treten sogar die Adern leicht hervor. Mediziner sprechen in diesem Fall auch von „Kongestion“, was so viel wie Blutstau bedeutet – meist in Kombination mit Bluthochdruck. Bei einer zu großen „Fülle“ denken Naturheilkundler automatisch an „ableiten“ oder „ausleiten“. Therapieverfahren, die dem Körper krankmachende Stoffe (Gifte und Schlacken) entziehen sollen, haben in der Medizin eine lange Tradition und in der Naturheilkunde einen festen Platz.
Der Aderlass gehört zu den klassischen Ausleitungsmethoden. Dass dieser vom Prinzip her auch bei Bluthochdruck eine Entlastung bringen kann, wurde früh entdeckt. Bis ins 18. Jahrhundert galt der medizinische Aderlass als Universaltherapie – leider wurde er damit oft falsch eingesetzt, z. B. bei heute sicheren Kontraindikationen wie Anämie oder Schwächezuständen.

Auch in der arabischen, ayurvedischen und fernöstlichen Medizin zählt der Aderlass zu den Heilverfahren mit jahrhundertealter Tradition. Denn Heiler und Ärzte wurden schon früh darauf aufmerksam, dass die Entnahme einer bestimmten Menge Blut nicht nur die allgemeine Verfassung merklich verbessert, sondern auch die Heilung vieler – besonders chronischer Krankheiten – beschleunigen kann.
Heute wird der naturheilkundliche Aderlass zur Entlastung des Organismus eingesetzt, durchschnittlich werden dabei zwei- bis viermal pro Jahr 250 ml Blut aus der Vene abgenommen, bei kranken und älteren Menschen eher weniger.

## Die Studien der Carstens-Stiftung

### Die Pilotstudie

Die Carstens-Stiftung förderte in den Jahre 2008 und 2009 eine Pilotstudie zum Aderlass bei Bluthochdruck. 64 Patienten mit metabolischem Syndrom, also mit Bluthochdruck, Übergewicht, veränderten Blutfettwerten und Insulinresistenz, wurden nach dem Zufallsprinzip in zwei Gruppen aufgeteilt. Die einen kamen auf eine

Warteliste, den anderen wurde im Abstand von vier Wochen zweimal Blut abgenommen: beim ersten Mal 300 ml, beim zweiten Mal je nach Blutwerten 250–500 ml Blut. Nach sechs Wochen wurden ihre Werte mit denen der Kontrollgruppe verglichen.
Das Ergebnis war sensationell: Bei den Patienten, die mit dem Aderlass behandelt wurden, sank der Blutdruck im Mittel um 16 mmHg systolisch. Das ist ein sehr beeindruckender Effekt – der allein durch die Behandlung mit den gängigen schulmedizinischen Medikamenten nicht zu erreichen ist.

## Die Folgestudie

Nach dem Erfolg der Pilotstudie förderte die Carstens-Stiftung eine Studie an der Berliner Charité, die prüfen sollte, ob auch Blutspenden dabei helfen kann, den Bluthochdruck zu bekämpfen. Damit würde ein klassisches Verfahren der Naturheilkunde einen neuen Platz in der modernen Medizin einnehmen, denn im Grunde ist eine Blutspende nichts anderes als ein Aderlass.

Eine Forschergruppe um Professor Abdulgabar Salama, Leiter des Instituts für Transfusionsmedizin der Berliner Charité, und Professor Andreas Michalsen, Professor für klinische Naturheilkunde der Charité, beobachtete insgesamt 292 Erstspender über einen Zeitraum von einem Jahr. 146 von ihnen litten bei Studienbeginn an einem Blutdruck von mehr als 140/90 mmHg, die anderen 146 Probanden wiesen Werte im Normalbereich auf. Die Studienteilnehmer spendeten bis zu viermal im Jahr im Blutspendedienst der Charité je 480 ml Blut, wobei ihre Blutdruck- und Blutwerte vor und nach jeder Spende gemessen wurden.

Nach der ersten Blutspende berichteten die Patienten von einer wohltuenden Wirkung. Der blutdrucksenkende Effekt war abhängig von der Zahl der Spenden, d. h. je mehr Blutspenden die Probanden geleistet hatten, desto größer fiel die Blutdrucksenkung aus. Bei Probanden, die volle viermal pro Jahr zum Blutspenden gingen, konnten die Werte sehr ausgeprägt gesenkt werden: Der systolische Wert von durchschnittlich 160 auf 144 und der diastolische von durchschnittlich 91 auf 84.

Am meisten profitierten Patienten mit sehr stark erhöhtem Blutdruck (über 160/100 mmHg zu Studienbeginn). Ihre Werte konnten im Schnitt sogar um 17 mmHg (systolisch) bzw. 12 mmHg (diastolisch) gesenkt werden. Bei den Teilnehmern mit normalem Blutdruck zeigten sich keine Blutdruckveränderungen, vor allem keine zu niedrigen Blutdruckwerte.
Um sicherzugehen, dass der positive Effekt tatsächlich auf die Blutspenden zurückzuführen ist, wurden die Probanden gebeten, während der Untersuchungsperiode ihre üblichen Verhaltensweisen beizubehalten und nicht etwa zusätzlich vermehrt Sport zu treiben oder die Ernährung umzustellen.
Bei der Auswertung der Ergebnisse kamen die Forscher zu dem Ergebnis, dass die Blutdrucksenkung allein auf die Blutspenden zurückzuführen war. Die Effekte hielten außerdem zwischen drei und sechs Monaten an.

## Die Begründung der Effekte

Wird Blut entnommen, bedeutet das zunächst Blutverlust. Der Körper füllt die Flüssigkeitsmenge wieder auf, daher verdünnt sich das Blut, und seine Fließeigenschaft (Viskosität) verbessert sich. So kann es vom Herzen leichter transportiert werden und kommt mit geringerem Druck auf die Blutgefäße aus. Vorübergehend kommt es zu einer Druckentlastung von Herz und Blutgefäßen. Dies erklärt aber nicht, warum der Effekt so lange anhält.

Als ein Grund des nachhaltigen Effektes wurde zunächst der eisensenkende Effekt diskutiert. Es käme dann nicht nur auf die Blutviskosität, also die Fließeigenschaften, sondern auf die Konzentration des Eisenspeicherproteins Ferritin im Blut an. Durch Blutspenden oder Aderlass wird Eisen entnommen, und der Ferritinspiegel sinkt. Untersuchungen haben Hinweise ergeben, dass eine Senkung des Eisenspiegels günstig für unsere Gesundheit ist – und auch den Blutdruck dauerhaft senken könnte.

In der oben genannten Folgestudie im Blutspendedienst der Charité konnte allerdings kein eindeutiger Beweis dafür gefunden werden. Es bleibt also spannend, dieses Thema in weiteren Studien zu untersuchen.

## Weitere Hinweise zum Aderlass

Es gibt nur wenige Kontraindikationen für Aderlass: Bei Anämie, akutem Durchfall, niedrigem Blutdruck und körperlich bedingter Schwäche sollte kein Aderlass durchgeführt werden.
Der naturheilkundliche Aderlass zählt zu den ausleitenden Verfahren und dient der allgemeinen Entlastung. Die ausleitenden Verfahren sollten natürlich nur von erfahrenen Therapeuten unter Kontrolle mittels Blutbild durchgeführt werden. Es gibt verschiedene Arten von Aderlass, z. B. auch häufigere Blutentnahmen.
In der Regel reichen wiederholte Aderlässe kleinerer Mengen (100–150 ml), um einen langfristigen Effekt bei Bluthochdruck zu erzielen.

> Stellen Sie nach dem Aderlass Ihre Ernährung für mindestens drei Tage um. Essen Sie nur leichte Kost, kein fettes Fleisch und keine gebackenen Speisen. Sie verstärken so den entschlackenden Effekt.
> Auf intensive Sporteinheiten sollten Sie etwa drei Tage verzichten – gut sind aber Spaziergänge an der frischen Luft.

# Kneippsche Verfahren

*Das Wasser ist mein bester Freund*
*und wird es bleiben, bis ich sterbe.*
(Sebastian Kneipp)

## Anwendungen mit Wasser

Eine gesunde Lebensweise ist die Basis der Therapie, und in manchen Fällen ist eine medikamentöse Therapie des Bluthochdrucks zusätzlich erforderlich.
In diesem Kapitel stellen wir ein paar Kneippsche Verfahren bei Bluthochdruck vor. Sie können sich die Anwendung heraussuchen, die Sie gerne ausprobieren möchten. Alle der vorgestellten Methoden haben sich in der Praxis bei Bluthochdruck bewährt.

> Naturheilverfahren sind besonders für die grenzwertigen Blutdruckwerte (systolische Werte von 145–159 mmHg bzw. diastolische Werte von 90–94) eine erfolgversprechende und nebenwirkungsfreie Therapie.

## Anpassungsvorgänge

Anwendungen mit Wasser in jeglicher Form (fest, flüssig, als Dampf) und verschiedenen Temperaturen haben messbare Auswirkungen auf das Herz-Kreislaufsystem. Waschungen, Wickel und Auflagen, Packungen, Güsse, medizinische Bäder und Teilbäder gehören zum Spektrum der Hydrotherapie. Unterschiedlich sind dabei die erzielten Effekte. Man unterteilt sie in Sofortreaktionen und längerfristige Anpassungsvorgänge.

Die Hydrotherapie nutzt einen physikalischen Reiz, der gut dosierbar ist. Der therapeutische Nutzen liegt vor allem in den Anpassungsvorgängen, die durch wiederholte Anwendungen erzielt werden können. Bereits nach wenigen Wechselanwendungen lässt sich z. B. ein Abfall der Herzfrequenz feststellen. Durch längerfristige Behandlungen lässt sich bei einem leichtgradigen Bluthochdruck manchmal eine Blutdrucksenkung bis hin zur Normalisierung erzielen. Hydrotherapeutische Verfahren sollten regelmäßig durchgeführt werden.

## Sebastian Kneipp – Der Badepfarrer

Als ein Vater der modernen Hydrotherapie gilt der Wörishofener „Badepfarrer“ Sebastian Kneipp. Er hat das Wasser als Mittel zur Erhaltung, Förderung und Wiederherstellung der Gesundheit in den Mittelpunkt seiner Arbeiten gestellt: „(...) für den gesunden Menschen ein vorzügliches Mittel, seine Gesundheit und Kraft zu erhalten, so ist es auch in der Krankheit das erste Heilmittel; es ist das natürlichste, einfachste und – wenn recht angewendet – das sicherste Mittel.“ Das ganzheitliche Denken Sebastian Kneipps (1821–1897) gilt als wegweisend für naturheilkundliche Heilmethoden und eine zeitgemäße Vorbeugung. Im Laufe seines Lebens hat Kneipp das Wissen über die heilende Wirkung von Wasser und Heilpflanzen mit seinen eigenen Erkenntnissen zu einem Konzept ausgebaut, das den Menschen, seine Lebensgewohnheiten und seine natürliche Umwelt als ausgewogene Einheit betrachtet. Dabei stellte er die Elemente Wasser, Bewegung, Ernährung, Heilpflanzen und Lebensordnung in einen engen Zusammenhang. Der Name Kneipp steht für einen ganzheitlichen Lebensstil.

## Kneippsche Güsse

Die blutdrucksenkende Wirkung der Kneippschen Wasseranwendungen beruht auf der Stärkung der Selbstregulationskräfte des Körpers durch milde bis kräftige Reize. Die vom Wasser ausgehenden kalt-warmen Temperatureinflüsse regen den Blutkreislauf an und fördern dadurch den Stoffwechsel. Sie trainieren das vegetative Nervensystem.

## Temperaturreiz ohne Druck

Güsse sind ein einfaches Mittel und doch mit einer überraschend nachhaltigen und großen Wirkung verbunden. Durch einen gebundenen, fast drucklosen Wasserstrahl (wie er aus einer herkömmlichen Gießkanne kommt) wirkt die Temperatur nahezu ohne Anregung der Druckrezeptoren in der Haut.

Die beste Variante ist die mit einem Kneipp-Gießschlauch (etwa 40 Euro im Sanitätsfachgeschäft). Für den Anfang können Sie auch einfach den Duschkopf Ihrer Handbrause abschrauben oder einen Waschlappen über den Duschkopf stülpen. In Baumärkten gibt es Duschköpfe, die man durch einen einfachen Handgriff zwischen „Regen" und „Kneippstrahl" verstellen kann. Für den Anfang gilt: Beginnen Sie einfach. Wenn es Ihnen Spaß macht und Ihnen gut bekommt, können Sie die Ausführung und Ihre Gussanlage immer weiter verbessern.

> Zur Überprüfung des richtigen Wasserdrucks hält man den ca. 2 cm dicken Schlauch aufrecht. Der Strahl soll etwa 4 Querfinger hoch heraussprudeln.
> Die Entfernung zwischen Schlauchmündung und Haut sollte etwa 10–15 Zentimeter betragen. Das Wasser soll sich breitflächig wie ein Mantel über die Haut ausbreiten.

## Anwendung

Kneippsche Güsse werden warm, kalt oder als Wechselgüsse durchgeführt.
Die Wassertemperatur liegt beim kalten Guss bei 10–15 °C, beim warmen Guss bei 36–38 °C und beim heißen Guss um 40 °C.
Bei Wechselgüssen liegt die Temperatur des warmen Wassers bei 38 °C, die des kalten Wassers bei 10–16 °C. Wechselgüsse werden immer von warm nach kalt ausgeführt.

Nach dem Guss trocknet man die Haut nicht ab, sondern streift das Wasser lediglich mit den Händen ab. Nach Kneipp sollen Sie dann warten, bis Sie trocken sind. Dies ist im Alltag oft schwierig. Die Zehenzwischenräume sollen Sie auf jeden Fall abtrocknen, den Körper darf man abtupfen.

## Anwendungsdauer

Die Dauer des kalten Gusses beträgt im Allgemeinen bis etwa 30 Sekunden und kann beim trainierten „Kneippianer" auch länger ausgedehnt werden. Sobald ein schneidendes Kältegefühl empfunden wird, oder eine deutliche Rötung der begossenen Hautpartie zu erkennen ist, den Guss beenden.

Beim Wechselguss dauert der Warmwasserguss ein bis zwei Minuten, der Kaltwasserguss ca. 10–20 Sekunden. Warm beginnen, dann kalt, wieder warm und abschließend kalt gießen.

Güsse werden grundsätzlich herzfern (rechts unten) begonnen und enden herznah (links oben). Bewegen Sie den Schlauch in einem Abstand von etwa zwei Handbreit zur Hautoberfläche bis zu Ihren Oberschenkeln bzw. Oberarmen. Der Wasserstrahl soll den Arm oder das Bein möglichst umschließen.

Beginnen Sie immer behutsam und machen Sie nicht mehr als drei Anwendungen pro Tag. Nur wenn Arme und Beine warm und gut durchblutet sind, dürfen Kaltanwendungen gemacht werden.
**Keine kalten Güsse bei akut hohem Blutdruck!**

## Der Knieguss

Beim Knieguss beginnt man am rechten Bein (hinten), führt den Wasserstrahl außen aufwärts bis eine Handbreit über die Kniekehle, verweilt hier 2–3 Sekunden und führt ihn innen abwärts. Dasselbe wiederholt man auf der Beinvorderseite, führt den Strahl bis eine Handbreit übers Knie, verweilt dort und endet wieder an den Zehen. Genauso wird am linken Bein verfahren. Zum Abschluss werden die rechte und die linke Fußsohle kurz abgegossen.
Der Knieguss kräftigt die Venen, ist durchblutungsfördernd und blutdrucksenkend. Die Beckenorgane und der Nasen-Rachenraum werden gestärkt.

Zu empfehlen ist er außerdem bei Krampfadern, Einschlafstörungen und Kopfschmerzen.

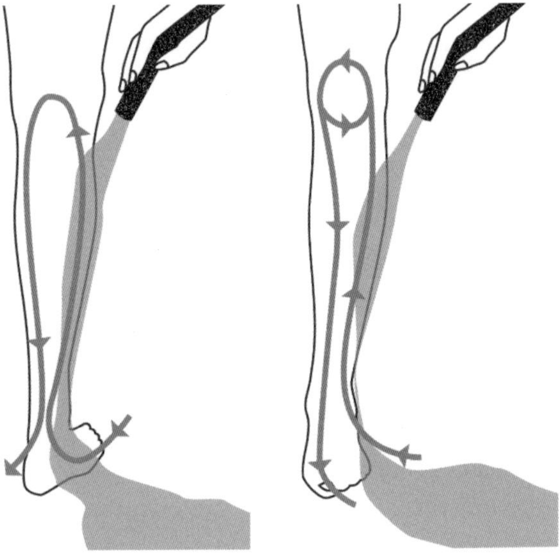

*Knieguss*

## Der Schenkelguss

Beim Schenkelguss verfährt man wie beim Knieguss, führt den Wasserstrahl langsam an der äußeren Rückseite des rechten Beines hoch bis zum Gesäßmuskel und verweilt dort fünf Sekunden lang. Dann führt man den Schlauch zur Leistenbeuge und verweilt dort wieder fünf Sekunden lang, bevor man an der inneren Seite des rechten Beines wieder zurück zur Ferse geht. Am linken Bein führt man den Schlauch in gleicher Weise. Zum Abschluss gießt man beide Fußsohlen nacheinander kurz ab.

Der Schenkelguss ist stärker als der Knieguss. Er wirkt durchblutungsfördernd, entstauend, anregend und kräftigend auf die Venen, außerdem blutdrucksenkend und stabilisierend.

Zu empfehlen ist er bei Krampfadern, Hämorrhoiden, Bindegewebsschwäche, Zellulitis und leichten arteriellen Durchblutungsstörungen.

## Der Armguss

Für den Armguss beginnt man am rechten Unterarm: Den Wasserstrahl außen bis über die Schulter hoch gießen, dort verweilen und innen

zurückgießen. Dasselbe am linken Arm wiederholen und insgesamt 1–3 Mal durchführen.
Die Wassertropfen werden von den Armen abgestreift, die Kleidung über die nassen Arme angezogen und leichte Bewegung gemacht, bis man wieder trocken ist.

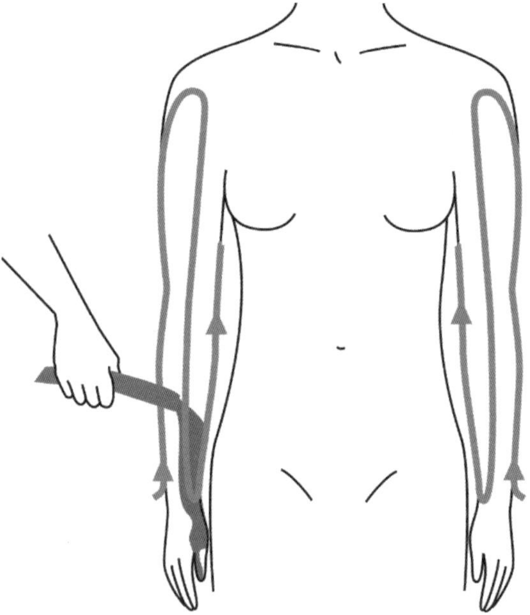

*Armguss*

Der Armguss ist gut zur Stärkung der Abwehr und zur Belegung des ganzen Körpers. Er entfaltet gute Wirkung bei nervösen Herzbeschwerden und Herzschwäche, außerdem bei Blutandrang und Schwindelgefühl.

## Die Kneippschen Regeln in Kürze

- Kurzer Reiz, bis eine Reaktion spürbar ist.
- Keine kalten Güsse auf kalte Haut!
- Von warm zu kalt, von rechts nach links, von außen nach innen, von unten nach oben.
- Der Wasserstrahl sollte sich breitflächig wie ein Mantel über der Haut ausbreiten.
- Die Füße sollten nicht direkt im Wasser stehen.

# Wickel und Auflagen

## Feucht-kalter Brustwickel

Wickel und Auflagen werden meist in drei Schichten angelegt: Die innerste Schicht besteht aus einem grobporösen Leinen, das ausreichend Wasser aufnehmen kann. Dieses den eigentlichen Reiz bewirkende Wickelleinen muss gut an den Körper anmodelliert werden, so dass es keine Luftschicht zwischen Haut und Wickel gibt.

Als zweite Schicht folgt das Zwischenleinen, meist als Schutz der äußeren Wickelschicht vor Feuchtigkeit oder färbenden bzw. fettenden Substanzen.

Die dritte Schicht, das Außentuch, besteht aus einer gefalteten Wolldecke, einem breiten Wollschal oder einem Frotteehandtuch und dient der Fixierung des Wickels.

> Plastikfolien zum Schutz gegen die Feuchtigkeit dürfen nicht verwendet werden, denn der Wickel soll „atmen“ können, er verfehlt sonst seine Wirkung.

Der Brustwickel reicht von den Achselhöhlen bis zum unteren Rand des Brustkorbs. Alle drei Tücher (das innere Leinentuch wird in kaltes oder warmes Wasser getaucht und gut ausgedrückt) werden wickelfähig auf dem Bett oder einer Liege ausgebreitet. Vor dem Einwickeln legt man sich darauf und atmet tief ein (damit später die Atmung nicht beeinträchtigt wird). Dann wird erst das feuchte Tuch stramm am Oberkörper angelegt, dann folgen das Zwischenleinen und Wolldecke oder -schal. Wichtig ist, dass die Tücher glatt anliegen, so dass man sich wohl fühlt.

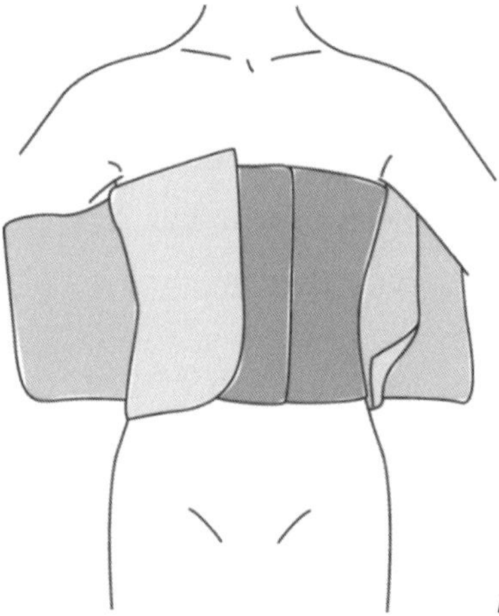

*Brustwickel*

Beim warmen Wickel tritt sofort ein Wärmegefühl auf, beim kalten Wickel nach etwa 15 Minuten.
Der Wickel sollte ungefähr 45 Minuten belassen werden bzw., bis Sie sich gut durchwärmt fühlen. Deutlich länger belassene Wickel sind hitzestauend. Entscheidend ist, dass Sie in einer annehmbaren Zeit warm werden. Kältegefühl oder Frösteln darf nur kurz am Anfang (maximal die ersten fünf Minuten) vorkommen.

> Der kalte Wickel reguliert wunderbar das vegetative Nervensystem.
> Vor dem Wickel müssen Sie sich warm fühlen, evtl. kann ein Fußbad vorher sinnvoll sein.
> Wickel dürfen nicht angewendet werden bei schweren Herzkrankheiten.
> Es soll sich im Wickel rasch eine psychische und körperliche Entspannung einstellen. Lesen oder gar die Nutzung des Smartphones im Wickel verhindern die Wirkung.

## Lavendel-Herzauflage

Ein echtes Highlight der naturheilkundlichen Therapie bei Bluthochdruck oder nervösen Beschwerden ist die Lavendel-Herzauflage. Auch bei Einschlafproblemen kann die Auflage gut helfen. Bei der Lavendel-Herzauflage wird die Herzgegend mit Lavendelöl (in einer Verdünnung von 2–10 %) eingerieben. Es reichen wenige Tropfen. Ein Geschirrtuch wird in kaltes Wasser getaucht, ausgewrungen, auf DIN A4-Größe gefaltet, aufs Herz gelegt und zum Schluss mit einem Frotteetuch abgedeckt.

Die Auflage wird etwa 15–20 Minuten auf der Herzgegend belassen, kann aber auch länger liegen gelassen werden.

Die Lavendel-Herzauflage ist entkrampfend und entspannend. Als warme Auflage ist sie auch bei Bronchitis angezeigt.

# Bäder und Tautreten

## Hauffe-Schwenninger Armbad

Das Hauffe-Schwenninger Armbad ist eine spezielle Form des Armbads, bei dem man die Wassertemperatur innerhalb von 20–25 Minuten von 33 auf 39–42 °C steigert.
Die Arme werden im Waschbecken oder einer Schüssel bis über die Ellenbeugen ins Wasser getaucht und gebadet. Im Anschluss werden die Arme abgetrocknet, der Patient hält eine Nachruhe ein.

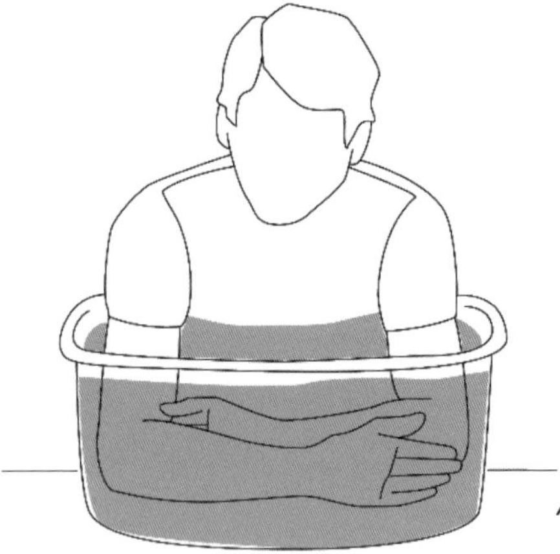

*Armbad*

Das Armbad soll zu einer Erweiterung der Koronargefäße führen. Nicht angewendet wird es bei Lymphstau und -ödem oder Venenleiden der Arme.

## Wechselwarme Fußbäder

Für ein Wechselfußbad benötigt man zwei Gefäße. Diese sollten so hoch sein, dass das Wasser mindestens zu den Waden reicht.
Beide Unterschenkel werden gleichzeitig gebadet: Die Beine abwechselnd 5 Minuten in 37 °C warmes Wasser, dann 20 Sekunden in 18 °C kaltes Wasser tauchen und das Ganze 2–3 Mal wiederholen.

> Bei Krampfadern keine Fußbäder über 33 °C und keine Wechselfußbäder vornehmen.

## Tautreten

Eine schöne Vorstellung: Morgens barfuß durch das vom Morgentau noch nasse Gras zu laufen – und den Tag auf diese Weise zu begrüßen. Probieren Sie es doch einfach mal aus. Beim Tautreten werden die körpereigenen Abwehrkräfte gestärkt, es ist ein gutes, natürliches Mittel gegen Bluthochdruck, regt die Verdauung an und bringt den ganzen Organismus in Schwung. Tautreten sollte man am besten morgens vor dem Frühstück, nicht länger als drei bis fünf Minuten. Danach trockene Baumwollsocken anziehen und zügig gehen.

Genießen Sie dabei den Morgen und eine Wiese, die gerade erwacht – ein wunderbares Gefühl und eine Wohltat für Körper und Geist.

## Sauna – Schwitzen gegen Bluthochdruck

Ein bis zwei Saunabesuche pro Woche bringen die Abwehrkräfte auf Hochtouren. Aber auch leichter bis mittelschwerer Bluthochdruck lässt sich durch regelmäßiges Schwitzen bessern. Die Erklärung dafür ist genauso simpel wie logisch: Durch das Schwitzen weiten sich die Arterien. Dadurch sinkt der Blutdruck, das Herz wird besser mit Sauerstoff und Nährstoffen versorgt und der Herzmuskel entlastet. Die wiederholte Anwendung ist also ein Training für die Gefäße.

## Wie wirkt Sauna?

Die Luft in der Sauna beträgt in der Regel um die 90 °C an der Decke und ca. 40 °C am Boden. Die Sauna sollte beim Betreten „reif" sein, d. h., Wände, Decken und Sitzflächen sind bereits voll durchgewärmt und können so die entscheidende Strahlungswärme abgeben.

Die besondere Wirkung der Sauna beruht auf einem Wechselreiz: Zunächst wird der Körper durch die heiße Luft erhitzt, anschließend zuerst

mit kalter Luft und dann mit kalten Güssen abgekühlt. Alle Saunaratgeber empfehlen zurecht nach der Sauna zuerst einen Spaziergang an der frischen Luft und etwas Ruhe und erst danach die Anwendungen mit kaltem Wasser. Das wird häufig falsch gemacht.
Saunabaden ist wissenschaftlich gut untersucht: Das Herz-Kreislaufsystem wird trainiert, das vegetative Nervensystem angeregt und reguliert, Puls und Blutdruck werden langfristig gesenkt. Durch die Steigerung der Haut- und Schleimhautdurchblutung wird das Immunsystem gestärkt und gehäuften Infektionen vorgebeugt („Abhärtung"). Muskeln und Gelenke werden entspannt, die Atmung wird angeregt und sogar die Beschwerden von Asthmatikern gelindert.

> Patienten mit chronischen Erkrankungen, insbesondere Herzerkrankungen, sollten vor dem Saunabad ihren Arzt um Rat fragen.

Die bisherigen Untersuchungen zeigen, dass der regelmäßige Besuch der Sauna für die Wirksamkeit entscheidend ist: Regelmäßig bedeutet zwei

Saunagänge alle 1–2 Wochen über mehrere Monate. Erste Effekte treten schon nach relativ kurzer Zeit (2–3 Wochen) ein.
Die Blutdrucksenkung ist auf eine Weitstellung der Blutgefäße, vor allem an den Unterschenkeln zurückzuführen. Daher kann die Sauna bei leichtem bis mäßigem Bluthochdruck sinnvoll als Therapie eingesetzt werden.

**Vorsicht:** Kein kaltes Tauchbad bei Bluthochdruck – das kann zu massiven Blutdruckspitzen führen. Der Sprung ins eiskalte Becken lässt schon bei Personen mit normalem Blutdruck den Druck auf Werte von systolisch über 300 mmHg hochschnellen. Für den thermischen Wechselreiz reicht bei der Abkühlung auch lauwarmes Wasser. Abkühlen an der frischen Luft und/ oder durch Güsse.

## Die wichtigsten Regeln des Saunabades

- Nur infektfrei in die Sauna gehen.
- Nicht mit vollem Magen in die Sauna gehen.
- Vor der Sauna auf die Toilette gehen.
- Nur gut erwärmt in die Sauna gehen; bei kalten Füßen vorher ein warmes Fußbad nehmen.

Beginnen Sie mit einer Reinigungsdusche und trocknen sich dann ab. Der erste Saunagang sollte maximal 10–15 Minuten dauern. Wichtig ist, dass Sie sich immer wohlfühlen, bei Unwohlsein also lieber früher wieder herausgehen.
In der Sauna ist es am besten zu sitzen, die Beine sind angestellt, die Füße auf einer Höhe mit dem Gesäß.
Liegen sollten Sie höchstens am Anfang, die letzten 2–3 Minuten immer aufsetzen.
Nach dem Verlassen der Sauna kühlen Sie sich zunächst an der frischen Luft ab. Jetzt braucht Ihr Körper Sauerstoff. Anschließend können Sie sich mit dem Schlauch weiter abkühlen.
Nach der Abkühlung kann ein warmes Fußbad durchgeführt werden.
Zur Förderung der Erholung bietet sich am Ende eine kleine Ruhepause an.
Der zweite Saunagang läuft wie der erste ab (nach einer entsprechenden Pause). Anschließend halten Sie eine Ruhephase von 20–30 Minuten und liegen dabei entspannt.
Nach dem Saunabaden ausreichend trinken! Geeignet ist Mineralwasser oder Fruchtsaft.

## Wissenschaftliche Literatur

Balasuriya N, Rupasinghe HP: Antihypertensive properties of flavonoid-rich apple peel extract. Food Chem. 2012; 135 (4): 2320–2325.

Dong JY, Qin LQ Zhang Z et al.: Effect of oral L-arginine supplementation on blood pressure: a meta-analysis of randomized, double-blind, placebo-controlled trials. Am Heart J. 2011; 162 (6): 959–965.

Craddick SR, Elmer PJ, Obarzanek E et al.: The DASH diet and blood pressure. Curr Atheroscler Rep. 2003; 5 (6): 484–491.

Crowe FL, Appleby PN, Travis RC, Key TJ: Risk of hospitalization or death from ischemic heart disease among British vegetarians and nonvegetarians: results from the EPIC-Oxford cohort study. Am J Clin Nutr. 2013; 97 (3): 597–603.

Houschyar KS, Lüdtke R, Dobos GJ et al.: Effects of phlebotomy-induced reduction of body iron stores on metabolic syndrome: Results from a randomized clinical trial. BMC Medicine. 2012; DOI: 10.1186/1741-7015-10-54.

Kamhieh-Milz S, Kamhieh-Milz J, Tauchmann Y et al.: Regular blood donation may help in the management of hypertension: an observational study on 292 blood donors. Transfusion. 2016; 56 (3): 637–644.

Koeth RA, Wang Z, Levison BS et al.: Intestinal microbiota metabolism of L-carnitine, a nutrient in red meat, promotes atherosclerosis. Nat Med. 2013; 19 (5): 576–585.

Kuriyama S, Shimazu T, Ohmori K et al.: Green tea consumption and mortality due to cardiovascular disease, cancer, and all causes in Japan: the Ohsaki study. JAMA. 2006; 296 (10): 1255–1265.

Lin CL, Lin CP, Lien SY: The effect of tai chi for blood pressure, blood sugar, blood lipid control for patients with chronic diseases: a systematic review. Hu Li Za Zhi. 2013; 60 (1): 69–77.

McKay DL, Chen CY, Saltzman E, Blumberg JB: Hibiscus sabdariffa L. tea (tisane) lowers blood pressure in prehypertensive and mildly hypertensive adults. J Nutr. 2010; 140 (2): 298–303.

Michalsen A: Wissenschaftlicher Wirksamkeitsnachweis in der Mind-Body Medicine. In:

Dobos G, Paul A (Hrsg.): Mind-Body-Medizin. München: Elsevier. 2011.
Mozaffari-Khosravi H, Jalali-Khanabadi BA, Afkhami-Ardekani M et al.: The effects of sour tea (Hibiscus sabdariffa) on hypertension in patients with type II diabetes. J Hum Hypertens. 2009; 23 (1): 48–54.
SPRINT Research Group, Wright JT Jr, Williamson JD et al.: A Randomized Trial of Intensive versus Standard Blood-Pressure Control. N Engl J Med. 2015; 373 (22): 2103–2016.
Yokoyama Y et al.: Vegetarian Diets and Blood Pressure: A Meta-analysis. JAMA Intern Med. 2014; 174 (4): 577–587.

## Weitere Quellen

Bosmann S, Paul A: Vegetarisch vollwertig kochen. Leichte und genussvolle Gerichte. Essen: KVC 2017.
Kerckhoff A, Schimpf D: Die Heilkraft der Gewürze. Essen: KVC 2017.
Kneipp S: Meine Wasserkur. München: Ehrenwirth 2002.

Koerber K v, Männle T, Leitzmann C: Vollwert-Ernährung: Konzeption einer zeitgemäßen und nachhaltigen Ernährung. Stuttgart: Karl F. Haug in MVS. 11. Aufl.; 2012.

Paul A, Michalsen A (Hrsg.): Natürlich herzgesund – Ein Ratgeber für Menschen mit koronarer Herzkrankheit. Essen: KVC 2008.

Paul A, Lange S: Lebensstilmedizin für die ärztliche Praxis – Ein Leitfaden zur Begleitung von Prozessen der Lebensstilveränderung am Beispiel der KHK. Essen: KVC 2013.

## Die Autoren

**Dr. Marc Werner** ist Facharzt für Innere Medizin mit Zusatzbezeichnungen Chirotherapie/ Manuelle Medizin, Naturheilkunde, Akupunktur, Notfallmedizin sowie einem Master in Neuraltherapie (DGfAN). Seit 2012 arbeitet er als Oberarzt an der Klinik für Naturheilkunde und Integrative Medizin am Essener Knappschafts-Krankenhaus. Dr. Werner ist in der Fortbildung Naturheilkunde an der Universität Essen zuständig für Herz-Kreislauferkrankungen.

**Prof. Dr. Andreas Michalsen** ist Facharzt für Innere Medizin und seit 2009 Chefarzt des Zentrums für Naturheilkunde am Immanuel-Krankenhauses in Berlin-Wannsee. Darüber hinaus ist er Inhaber der Stiftungsprofessur für klinische Naturheilkunde an der Berliner Charité. Seine Forschungsarbeiten beschäftigen sich mit den Themen der Mittelmeerkost, der Vollwerternährung, der Raucherentwöhnung und der Stressreduktion bei Koronarerkrankungen sowie mit der Therapie der Herzinsuffizienz und ergänzenden Behandlungsmöglichkeiten durch Kneipp-Therapie.

**Karen Schmidt** (geb. Hoffschulte) studierte Politikwissenschaft, Geschichte, Philosophie und Verwaltungswissenschaften. Als Medizinredakteurin absolvierte sie verschiedene Stationen in medizinisch-wissenschaftlichen Verlagen. Der Schwerpunkt ihrer Tätigkeit liegt auf der laienverständlichen Aufbereitung medizinischer Fachthemen und der Patienteninformation. Seit 2010 arbeitet sie als Medizinredakteurin bei Natur und Medizin.

## Die Buchreihe *Was tun bei ...* im KVC Verlag

*Alkoholabhängigkeit* – Homöopathie und Komplementärmedizin

*Bluthochdruck* – Mind-Body-Medizin und Naturheilkunde

*Colitis ulcerosa und Morbus Crohn* – Naturheilkunde und Integrative Medizin

*Demenz* – Vorbeugung und Selbsthilfe

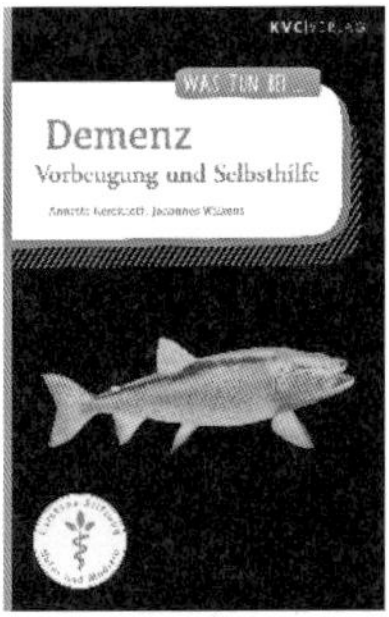


*Depression* – Homöopathie und Komplementärmedizin

*Diagnose Krebs* – Homöopathie und Schüßler Salze

*Endometriose* – Homöopathie und Naturheilkunde

*Grauer Star und Altersweitsichtigkeit*

*Grippe und Infekte* – Vorbeugung und Selbsthilfe

*Heilfasten*

*Heuschnupfen* – Homöopahtie und Naturheilkunde

*Kopfschmerzen von Kindern*

*Mittelohrentzündung* – Homöopathie und Naturheilkunde

*Nackenschmerzen* – Naturheilkunde und Selbsthilfe

*Nagelpilz* – Selbsthilfe und Naturheilkunde

*Nasennebenhöhlenentzündung* – Naturheilkunde und Homöopathie

*Osteoporose* – Vorbeugung und Selbsthilfe

*Parkinson* – Selbsthilfe und Komplementärmedizin

*Prüfungsangst* – Selbsthilfe und Naturheilkunde

*Raucherentwöhnung*

*Rheuma* – Naturheilkundliche Therapie

*Schlafstörungen* – Selbsthilfe und Schlaftypen

*Schlaganfall* – Vorbeugung und Nachbehandlung

*Schmerzen* – Akupressur, Homöopathie und Naturheilkunde

*Trockene Augen* – Naturheilkundliche Selbsthilfe

*Krebs und therapiebedingte Nebenwirkungen* – Selbsthilfestrategien und wertvolle Tipps

*Wechseljahresbeschwerden*

*Wundheilung nach Operationen*